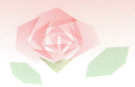

女性のための
薬膳レシピ

辰巳 洋 著

緑書房

はじめに

　中医学においては、次のような陰と陽の関係があります。"陽在外陰之使也、陰在内陽之守也（陰は内に精を貯蔵する陽気の源であり、陽は陰の使者として体表に出て身体を守る）"。そして陰陽論では、男性が陽に、女性は陰に属すとされています。これは、「陽」である男性が妻のために外で働き、「陰」である女性が夫のために家を守るものだと考えることもできます。しかしこのような時代は終わり、女性の多くは生活の中心が家庭であった「専業主婦」から、職場で男性と同じように仕事を行い、責任をもつように立場をかえつつあります。まさに現代は「男女平等の時代」といえるでしょう。

　とはいえ、身体だけは女性も男性も同じとはいきません。女性は思春期以降、毎月、月経の出血があり、妊娠、出産、授乳などで血を消耗します。『黄帝内経・霊枢』の「五音五味篇」に、"婦人一生、有余於気、不足於血、以其数脱血也"とあるように、女性はつねに血が不足し、貧血状態になりがちです。血流は気の運行に頼っているため、血が消耗されると気とのバランスが崩れ、気が余り、結果として更年期障害などの症状が強く現れてしまいます。

　また、女性が妊娠・出産という重責を担っているため、なかなか妊娠しない場合は、男性側に原因があっても女性のみが責められ、ストレスでうつ状態になってしまうこともあるほどです。私が中医師として病院勤務をしていたときに診察した不妊症の患者さんは、毎月決まった日にお姑さんから「子供はまだ？」という電話がかかってくることにたいへんなストレスを感じていました。これではますます妊娠が難しくなるため、まずはその電話をやめさせることが先決でした。このような時代に、薬膳に関する書籍の執筆を続けるなかで、女性のみなさんのために本を書きたいという思いを強くもつようになりました。

　競争が激しい現代社会に生きる女性は、いつでも元気に楽しく生活することが大切です。"三個女人一台戯（女3人よればかしましい）"ということわざがあるように、女性がいればにぎやかで、周囲が明るくなり、活気があふれます。この『女性のための薬膳レシピ』をそのような女性のみなさんに贈りたいと思います。本書がみなさんの健やかな毎日のお役に立てば幸いです。

　最後に、撮影に協力してくれた本草薬膳学院の講師、スタッフのみなさまにお礼を申し上げます。出版に尽力していただいた緑書房のみなさま、撮影を担当していただいたカメラマンの大寺浩次郎氏にも心から感謝を申し上げます。

2017 年 9 月

辰巳　洋

目次

はじめに ……………………… 3
本書の使い方 ………………… 10

女性の身体
中医学からみる生理的特徴と
病気のメカニズム

女性の一生における身体の変化 …12
月経 …………………………… 14
 1. 天癸と月経 …………… 14
 2. 臓腑と月経 …………… 14
 3. 気血と月経 …………… 16
 4. 経絡と月経 …………… 17
おりもの ……………………… 17
妊娠 …………………………… 18
出産 …………………………… 18
女性に影響しやすい病因 …… 19
病機（病気のメカニズム）…… 20
 1. 臓腑機能の失調 ……… 21
 2. 気血の失調 …………… 22
弁証論治施膳の方法 ………… 22

月経のトラブルに対する薬膳レシピ

月経不順 …………………… 26
鶏肉とカリフラワーの煮物 …… 30
南瓜と吉林人参の煮物 ………… 31
海老と胡桃のにら炒め ………… 32
にんじん入りいか飯 …………… 33
薄荷枳殻茶 ……………………… 34
槐花香附茶 ……………………… 35
トマトとカニの緑茶サラダ …… 36
鬱金入り貝のほうれん草和え … 37
鮭とブロッコリーの煮物 ……… 38
玫瑰紅花茶 ……………………… 39
昆布と大豆里芋の炒め煮 ……… 40

月経痛 ……………………… 41
紅花姜黄小茴香スープ ………… 43
艾葉当帰生姜茶 ………………… 44
竜眼人参補血膏 ………………… 45
四物と烏骨鶏の鍋 ……………… 46
益母草膏 ………………………… 47

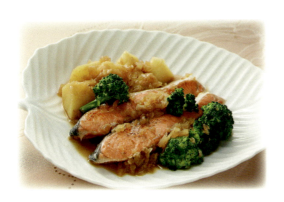

不正出血 …… 48

- 南瓜とにんじんのヨモギ炒め …… 51
- 鰻とキャベツの三七炒め …… 52
- 羊肉と葱の炒め物 …… 53
- ほたて貝とトマトのサラダ …… 54
- なすのカレー …… 55
- 冬瓜とはと麦豆の煮物 …… 56
- 蓮根ときゅうりのスープサラダ …… 57

閉経 …… 58

- 紅花入り鶏肉とにんじんの煮物 …… 60
- 鹿肉の煮込み …… 61
- 双子牡蠣煮 …… 62
- 玉葱の姜黄煮 …… 63
- 里芋の花煮かぶ添え …… 64

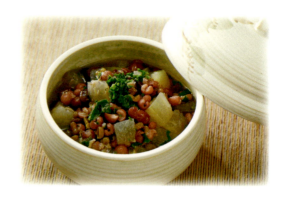

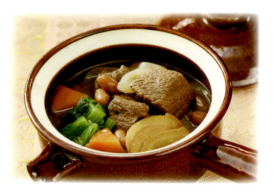

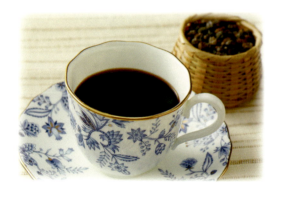

妊娠のトラブルに対する薬膳レシピ

つわり …… 66

- 人参紫蘇茶 …… 67
- 薄荷レモン茶 …… 68

流産 …… 69

- 杜仲鶏肉と干しぶどうの煮物 …… 72
- 焼き鱸の鹿茸風味蓮の実添え …… 73
- 孜然と羊肉と胡桃の炒め物 …… 74
- ほたて貝とたこと杜仲のスープ …… 75
- 二至地黄茶 …… 76

産後のトラブルに対する薬膳レシピ

欠乳 ... 78
- 豚足の通草絲瓜絡煮 ... 79
- 鮒とえんどう豆のスープ ... 80

産後諸症 ... 81
- 粟と百合根のお粥 ... 83
- 双桂茶たまご ... 84
- 鶏肉のお粥 ... 85
- 当帰生姜羊肉の煮物 ... 86

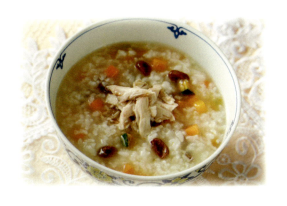

雑病に対する薬膳レシピ

精神不安 ... 88
- 小麦竜眼肉ポンチ ... 89
- 玫瑰みかん葉茶 ... 90

乳房脹痛 ... 91
- 香附二花茶 ... 92
- 豚肉と百合根の炒め物 ... 93

貧血 ... 94
- 当帰補血八宝粥 ... 96
- 竜眼当帰補血膏 ... 97
- いかとたこと竜眼肉の和え物 ... 98
- ほたて貝と粟の蒸し物 ... 99

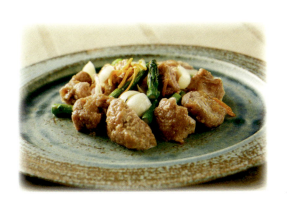

更年期障害 ……………… 100
- カリフラワーと鰻の炒め物 …… 103
- 豚マメと杜仲のカレー風味炒め … 104
- 豚肉と緑茶の水餃子 ……… 105
- 海老と牡蠣の卵焼き ……… 106
- 玫瑰甘麦大棗茶 …………… 107
- にんにくの芽と鯵のカレー風味焼き … 108

腫瘤 ……………………… 109
- みかん葉茶 ………………… 111
- 筍と昆布の陳皮煮からし菜添え … 112
- 蕎麦サラダ ………………… 113
- 紅花入り牡蠣と海老の煮物 … 114

おりもの ………………… 115
- 蓮の実入りいんげん豆赤飯 … 117
- 鶏肉芡実粥 ………………… 118
- ほたて貝と冬瓜の煮物 …… 119
- はと麦と粟のお粥 ………… 120

陰部のかゆみ …………… 121
- 豚スペアリブと蓮根の煮物 … 122
- 鶏肉の十珍煮 ……………… 123

Column
傅青主と『傅青主女科』 …… 124

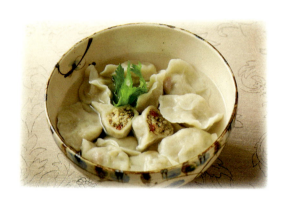

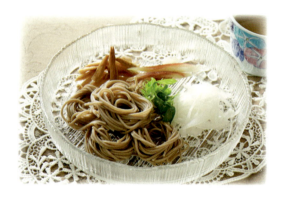

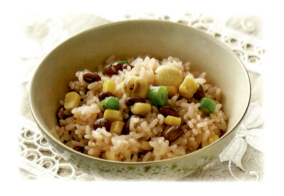

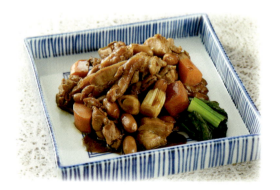

不妊症に対する薬膳レシピ

不妊症 ……………… 126
- 西洋医学での不妊症の原因 …… 126
- 中医学での不妊症 ……………… 128
- 中医学での不妊症の病因病機 … 128
  - 鶏肉とエリンギの炒め物 …… 133
  - 鹿肉の鹿茸肉蓯蓉煮 ………… 134
  - 豚スペアリブの銀耳煮 ……… 135
  - 蕎麦大根餅 …………………… 136
  - 姜黄と当帰入り鶏鍋 ………… 137
  - あさりとかぶのスープ ……… 138

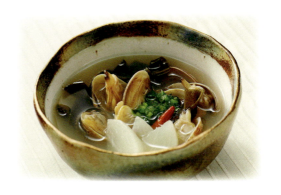

月経周期に対する薬膳レシピ

月経周期 ……………… 140
- えんどう豆といかのスープ …… 142
- 烏骨鶏の煮物 …………………… 143
- 羊肉枸杞子湯 …………………… 144

本書で使用する主な食薬 …… 146
- 中薬の購入方法 ………………… 159

付録
- 舌診について …………………… 160
- 脈診について …………………… 162
- 性味（五気六味）の作用 ……… 164
- 帰経の作用 ……………………… 165

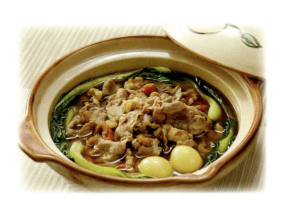

食薬索引 …………………………… 166
著者プロフィール・参考文献 …… 170

9

本書の使い方

　本書は大きく「女性の身体」「薬膳レシピ」「本書で使用する主な食薬」「付録」という４つのカテゴリーから構成されています。

女性の身体…中医学の視点から、女性の身体と女性特有の病気について解説しています。2000年を超える歴史をもつ薬膳の考え方や基礎知識について学んでいきましょう。

薬膳レシピ…月経のトラブル、妊娠のトラブルなど、病証にあわせた薬膳処方について解説しています。ただ、ひとくちに「月経のトラブル」といっても、月経痛が重い、不正出血があるなどさまざまな悩みがあり、さらにその人の体質や症状によって原因が異なります。前半は病証に基づいた薬膳処方、後半は薬膳（料理）レシピです。そのときの症状や期待する効能からレシピを探してください。使っている食薬からレシピを調べたい時は、巻末の索引から探すことができます。

本書で使用する主な食薬…食薬の性質や期待される効能などを一覧にしています。

付録…舌・脈診、性味、帰経の解説をしています。

凡例

【病証に基づいた薬膳処方】

病証
中医学に基づいた診断名です。病気の原因・病症（症状）・病機（メカニズム）などから考えます

症状
病証の具体的な病症を示しています。舌／脈の見方は160〜163ページを参照のこと

薬膳処方
病証やそれに対する方薬をふまえたアレンジレシピです。作り方などはレシピページをご覧ください

治法
病証に対して、身体のどの部分をどのように整えるかを考えます

方薬
中薬の処方を、中医古典から紹介しています。単一の方薬の場合と、二つの方薬をあわせて処方する場合があります

陽虚証

薬膳処方（料理）：当帰 生姜 羊肉の煮物（p.86）

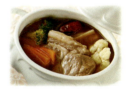

症状
- 悪露：少量、淡紅色、質が希薄、固形物は混じらない
- 全身：押さえたり揉んだりで軽減する、産後数日間続く小腹部の隠痛（我慢できる身体の奥からの痛み）、顔色蒼白、めまい、かすみ目、動悸、便秘
- 舌／脈：舌質淡、舌苔薄白／細、弱

治法　温補陽気、緩急止痛

方薬　当帰生姜羊肉湯
- 成分：当帰…60g／生姜…120g／羊肉…250g
- 出典：『金匱要略』

【薬膳(料理)レシピ】

各レシピに使われている食薬の効能やレシピの狙いなどを解説しています。食薬の詳細は「本書で使用する主な食薬」(146～159ページ)を参照のこと

腎陽虚証 Recipe

鹿肉の鹿茸肉蓯蓉煮
(ろくじょうにくじゅよう)

鹿肉、鹿茸は腎陽を温めて強壮し、月経を調節します。
肉蓯蓉、淫羊藿は補腎助陽作用があり、陽虚による不妊症によく使います。
山薬、芡実、大棗は気を補います。枸杞子は益精補腎作用があり、精力を高め、陽中補陰をしながらほかの食薬の温熱性を調和します。
肉桂、八角茴香、小茴香、月桂葉、ピーマン、玉葱、生姜、葱、紹興酒は身体を温めます。

材料

鹿茸	10g	大棗(種を取る)	6個
肉蓯蓉	30g	枸杞子	10g
淫羊藿	15g	ピーマン(赤・緑)	各1/2個
A 肉桂	3g	玉葱(中)	1個
八角茴香	1個	生姜薄切り	10枚
小茴香	3g	葱	1本
月桂葉	1枚	紹興酒	大さじ2
鹿肉	200g	醤油	大さじ2
山薬	30g	塩、胡椒	少々
芡実	30g		

作り方

①Aを水500mlに1時間浸ける。火にかけ沸騰したら弱火で1時間煎じて濾す。
②玉葱はくし型切りに、葱はぶつ切りにする。鹿肉は大きめのひと口大に切り、湯通しして取り出す。
③圧力鍋に①の濾した液、②、紹興酒、醤油、山薬、芡実、大棗、枸杞子、生姜、水を加減しながら入れて蒸気が上がったら弱火で40分間ほど煮る。
④③を冷まして別の鍋に移し、乱切りにしたピーマンを加えて煮詰める。塩、胡椒で味を調える。

分量は基本的に2人分ですが、作りやすい分量・多い分量になっている場合があります。また、まとめて使う食薬などはA、Bなどほかの材料と区別しています。使用する中薬の購入方法は159ページを参照のこと

【食薬一覧】

性質
食薬の性質である性味(五気六味)・帰経を記載しています。性味・帰経については164～165ページを参照のこと

常用量
1日に摂取する常用量を記載しています

枳殻 (きこく)

種別	ミカン科	常用量	3～9g
性味	温／苦・辛・酸		
帰経	脾・胃・大腸		

効能 ①行気除痞:飲食積滞による胸のつかえ・疼痛・痰・咳・呼吸困難
②化痰消積:胃腹部の張り・疼痛・便秘・下痢
注意 虚弱者・妊婦には使用注意
未熟なタイダイで作った「枳実」は枳殻より強い効能があります

効能
期待される効能を紹介しています

その他の解説
より詳しい説明や、知っておくとよい知識などを記しています

ご注意 本書で紹介する料理や茶はあくまで食事であり、薬ではありません。病気のときにはまず医師の診断と治療を受けましょう。

女性の身体

中医学からみる生理的特徴と病気のメカニズム

男性と女性ではさまざまな違いがありますが、

月経があり、妊娠、出産、授乳という重責を担うのは女性です。

女性の身体にはそのための特徴が数多くあり、

月経、妊娠や出産にかかわる卵巣および子宮、膣、外陰部といった生殖器官、

授乳のために発達する乳房などがそれにあたります。

女性に特有の病気は、主にこれらの部位に現れます。

宋の時代に陳自明が『婦人大全良方』で "医之術難、医婦人猶難"、

唐の時代の孫思邈が『備急千金要方』で

"寧医十男子、莫医一婦人" と記していますが、これは

「医療では女性を治療することが最も難しい。

1人の女性の治療より10人の男性を治療するほうが簡単である」 ということです。

女性は病気になってから治療することが男性より難しいため、

病気を予防し、健康を維持することが非常に重要なのです。

女性の一生における身体の変化

約2000年前の医書『黄帝内経・素問』の「上古天真論」第一篇に、" 女子七才、腎気盛、歯更髪長、二七而天癸至、任脈通、太沖脈盛、月事以時下、故有子、三七、腎気平均、真牙生而長極、四七、筋骨堅、髪長極、身体盛壮、五七、陽明脈衰、面始焦、髪始墜、六七、三陽脈衰于上、面皆焦、髪始白、七七、任脈虚、太沖脈衰少、天癸竭、地道不通、故形壊而無子也 " とあり、女性は7の倍数の年齢で身体の変化が現れると記されています。

また、『黄帝内経・霊枢』の「第五十四（天年）」には人生で10年ごとに現れる成長や衰えといった変化が記されています。これらの年齢ごとの生理機能・老化現象については右ページをご覧ください。

女性の身体

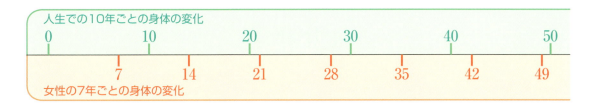

7才：腎気が盛んになり、歯が生え変わり毛髪が長く伸びる　腎気盛、歯更髪長
10才：五臓が安定しはじめ、血流、気機が順調に運行する　五蔵始定、血気巳通
14才：ホルモン（天癸）が分泌される経絡である任脈が通じ、太衝脈（＝衝脈）が盛んになる。月経がはじまり、妊娠できるようになる　而天癸至、任脈通、太冲脈盛、月事以時下、故有子
20才：血と気が盛んになりはじめ、筋肉が発達して成長する　血気始盛、肌肉方長
21才：腎気が安定し、親知らずが生える　腎気平均、真牙生而長極
28才：筋骨が丈夫になり、髪が長く伸び、身体が丈夫になる　筋骨堅、髪長極、身体盛壮
30才：五臓が安定する。筋肉が丈夫になり、血脈も充満する　五蔵大定、肌肉堅固、血脈盛満
35才：陽明の脈が衰えはじめ、顔色がくすんだり髪が抜けはじめる　陽明脈衰、面始焦、髪始墜
40才：五臓六腑、十二経脈が充実・安定する。皮膚・筋肉がたるみ、顔色が悪くなりはじめ、白髪が生えだす　五蔵六府、十二経脈、大盛平定、腠理始疏、栄華頽落、髪頗斑白
42才：太陽、少陽、陽明である三陽の経絡が顔で衰えだし、顔色がくすみ、白髪が生えはじめる　三陽脈衰于上、面皆焦、髪始白
49才：脈が虚弱となり、太衝脈が衰えて少なくなり、ホルモンの分泌ができず絶経となる。身体の形も崩れ、妊娠できなくなる　任脈虚、太冲脈衰少、天癸竭、地道不通、故形壊而無子

※腎が女性にとって重要な臓腑であるとともに、経絡も重要であることがわかります。

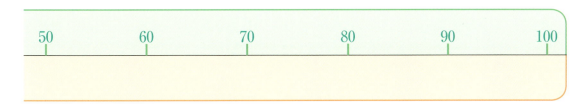

50才：肝気が衰弱し、肝が薄くなり、胆汁の分泌も減少しはじめる。視力が低下する　肝気始衰、肝葉始薄、胆汁始減、目始不明
60才：心気が衰弱しはじめ、憂い・悲しみといった情緒になりやすい。血と気が少なくなり、運行が低下する　心気始衰、善憂悲、血気懈惰
70才：脾気が衰弱し、枯れたような皮膚になる　脾気虚、皮膚枯
80才：肺気が衰弱し、魄力が弱くなる　肺気衰、魄離
90才：腎気がひからび、ほかの四臓・経脈も空虚となる　腎気焦、四蔵経脈空虚
100才：五臓がすべて虚弱となる。神と気を失い、身体だけが残っている　五蔵皆虚、神気皆去、形骸独居而終

月 経

　明の時代に記された李時珍の『本草綱目』に "女子、陰類也、以血為主、其血上応太陰、下応海潮、月有盈虧、潮有朝夕、月事一月一行、与之相符、故謂之月信、月水、月経" とあります。これは、「陰陽学説からいうと、自然界の月の満ち欠けや潮の干満のように、陽性に属する男性と違い女性は陰に属し、血を多く消耗するため多く必要で、毎月月経の出血がある」という意味です。

　月経は女性の象徴ともいえ、脳の正常なはたらき、卵巣・乳房・子宮などの生殖器官の発育など、すべて順調な月経とかかわってます。月経は「生理」ともいい、以下の特徴があります。

> ①21 ～ 35日周期で、平均28日。
> ②出血期間は約7日。
> ③出血量は約50 ～ 80mlで、初日は量が少なく、2日目が最も多くなり、
> 　3日目以降は徐々に減少していく。
> ④経血の色は暗紅色。
> ⑤出血には血の固まりが混じらない。
> ⑥人によっては、月経前または月経期間に胸の軽い張り、下腹部の重い痛み、
> 　腰の重いだるさを感じることがある。

　月経はホルモンによって調節され、「脳」、「卵巣」、「子宮」がかかわります（右図参照）。
　前述の『黄帝内経・素問』の「上古天真論」では、月経がくるには「腎気」、「天癸」、「臓腑」、「気血」、「経絡」などの協調が重要だとされています。

1. 天癸と月経

　天癸は成長・発育・生殖に影響する腎精で、男女ともにもっている、西洋医学でいうホルモンのようなものです。もとは両親の気を受けることで腎気により作られ、水穀精微の滋養により成熟し分泌されます。腎気が衰弱すると天癸は絶えていきます。

2. 臓腑と月経

① 腎

　『黄帝内経・素問』の「上古天真論」では "腎者主水、受五臓六腑之精而藏之" とあります。
　これは「腎は水を司り、五臓六腑から送られる精微物質を受け入れ、貯蔵する」というこ

女性の身体

ホルモンによる月経調節のメカニズム

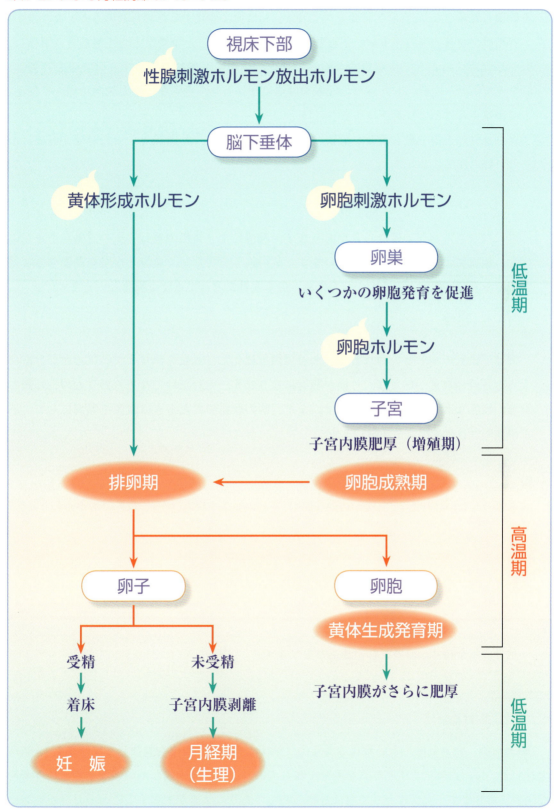

とです。腎は「先天の本」といわれ、後天の水穀の精気の滋養により、その水穀精微の精を貯蔵し腎精となり、腎陰と腎陽を生じます。精は血に変化するため月経のもととなります。

腎精は、身体の発育、生殖、子宮と卵巣、睾丸（精巣）と精嚢などの生殖器官に影響し、腎気が充実することで生殖器官が順調に発達、生殖が可能になります。腎で生じた髄は、脳を充実させ、月経、おりもの、妊娠の調節にかかわり、腎陽を生じて天癸の発生を促進。天癸が絶えることにもかかわります。

腎は女性にとって最も重要な臓腑。腎とかかわる衝脈、太衝脈といった経絡が旺盛になると月経も順調になります。

② 肝

肝には疏泄と蔵血のはたらきがあります。疏泄により気機の運行（気の運動）を正常に保ち、蔵血により血量を調節しています。気の巡りを促進し、血流と血量を調節することで情緒や月経、妊娠に深くかかわるため、肝も女性にとって重要な臓腑といえます。

③ 脾

脾は「後天の本」といわれます。水穀精微を運化し、気血を作ります。気と血が豊富になると月経の血量が保たれ、月経が順調になります。それだけでなく、おりもの、妊娠の準備、授乳などにも深く関係します。また、脾の統血のはたらきは血流を順調にして、不正出血のときには出血を制御します。

④ 胃

水穀の海といわれます。気血が豊かな腑で、月経の血量を保ち、産後の母乳にもかかわります。

⑤ 心

血脈を司ります。心気により血が滞りなく子宮に流れ、正常な月経を保ちます。

⑥ 肺

全身の気を司り、血の流れの基本となります。

3. 気血と月経

"気為血帥、血為気母"といわれるように、気は血を生じ、血流を調節します。また、「気行血行」といい、血は気を生じて気を乗せて流れており、互いに生成しあい調節するという密接な関係にあります。女性にとって血は月経の基本であり、気血が調和することで月経が順調に

なるとされています。気は月経の血を運行する力となります。

　清の時代に書かれた唐容川の『血証論』には"血属陰而下行、其行也気運之而行也、女子以血為主、未常不頼気以運血"とあります。「血は気によって巡るため気が重要」ということです。『黄帝内経・霊枢』「五音五味篇」には、"婦人一生、有余於気、不足於血、以其数脱血也"と記されています。これは「女性は月経、妊娠、授乳などで血を消耗するため、つねに血が不足しており、気とのバランスが崩れ、気が余る状態となる」ことをさしています。また『景岳全書』の「婦人規」には"婦人以血為本、血旺則経調"とありますが「女性は血を基本としているため、血が旺盛すれば月経も順調になる」という意味になります。

4. 経絡と月経

　経絡は気と血の運行する通路であり、月経の周期、調節、維持に深くかかわっています。

衝脈："五臓六腑之血海"といわれ、太衝脈ともいう。十二経絡の経気を調節する。
任脈：陰経と膻中に集まり、精・血・津液を司る。「任」は「妊」と同じことで、妊娠・養育の意味も含まれる。任脈の流れがよいと順調に月経がきて、妊娠しやすくなる。
督脈：全身の陽に属する経絡を監督するため「陽脈の海」といわれ、任脈とともに陰陽の脈を調節して正常な月経を保つ。
帯脈：すべての経絡を管理し、正常な運行を保つ。

　正常な月経では、衝脈が血海（血が豊富な経絡）で、任脈が胞胎（子宮・妊娠）を司り、督脈が監督し、帯脈が管理しています。

　これらの経絡は腎経、肝経と密接に関係しています。

おりもの

　おりものとは、膣から出てくる無色無臭で粘り気のある液体のことで、「下り物」、「帯下」ともいわれます。膣を滋潤し充養する作用があり、月経前、月経期間、妊娠初期に少し増え、絶経（日本でいう閉経）後に減少します。

妊 娠

　妊娠とは、男女の性生活によって誕生した受精卵が子宮内膜に着床し、胎児が成長、出産に至るまでの過程をさします。

　妊娠については、『黄帝内経・霊枢』の「決気篇」に"両神相搏、合而成形、常先身生、是謂精（男女は性交によって胎児を形成する。これを精という）"とあり、『女科正宗』には"男精壮而女経調、有子之道也（男子は精力が充実していて身体が強く健康であること、女子は月経が順調であることが妊娠への道）"とあります。妊娠の条件として、男女ともに健康的な身体、正常な性機能が必要であるとしています。

　妊娠が成立するためには、以下のような条件が必要です。

> ①女性の排卵が正常で、月経も順調であること
> ②男性の射精が正常（精子の数、形態、活動）であること
> ③卵子と精子が結合できること
> ④受精卵が着床できること

　妊娠の徴候は、以下のような形で現れます。

> ①月経の停止
> ②つわり、食欲不振、偏食、倦怠感などの妊娠初期徴候
> ③乳房が張り、乳頭・乳輪が大きくなり、色が濃くなる
> ④早いと妊娠4～5週目から胎児の心音が聞こえ、4ヵ月くらいから胎動を感じはじめる

出 産

　妊娠期間は最後の月経から計算して約280日間。出産の後は悪露といわれる50～200mlの暗紅色の出血があり、3週間前後で消失します。出産の後、産婦の臓腑や子宮が回復するまでには約6週間かかります。

女性に影響しやすい病因

① 寒邪

　寒邪は陽気を阻滞。凝滞（気血の凝結）、収引（筋肉や血管・気管のけいれん）などの特徴があります。気血の運行を失調させ、冷え、月経痛、月経不順、おりもの、不妊症、閉経（日本でいう無月経）などの病症を引き起こします。

② 湿邪

　湿邪は気の運行を阻滞。重い、濁る、粘るなどの特徴があるため、月経前後のむくみ、下痢、おりもの、不妊症などの病症を引き起こします。

③ 熱邪

　熱邪には風邪、暑邪、火邪などの邪気が含まれます。炎上、炎熱の性質があり、血が消耗し、流れが乱れるのが特徴。月経不順、出血過多、不正出血、流産、産後発熱、悪露不尽（産後にだらだらと出血が続く）、おりものなどの病症を引き起こします。

④ 情緒

　七情のうち怒、憂、思、悲、驚、恐の情緒の失調によって気と血の不和が引き起こされ、臓腑のはたらきが失調します。これにより月経不順、月経痛、不正出血、流産、不妊症などの病症を引き起こします。

⑤ 性生活

　性の早熟や過度な性生活は精、血、気を傷めやすく、月経不順、おりもの、不妊症、妊娠中の症状、産後の病気などを引き起こします。

⑥ 食生活

　飲食の不節制や過食などの食生活が原因で肥満になると、気血の流れが停滞し痰湿が生じるため、月経不順、不妊症になりやすくなります。また、無理なダイエット、拒食症などによって気、精、血が虚弱になると月経が止まりやすくなることも。

　刺激性、辛熱の食物の食べすぎは月経周期が短く、出血量が多くなり、生ものや冷たいものの食べすぎは月経痛、閉経（無月経）を引き起こしやすくなります。

⑦ 外傷

外傷によって生殖器を損傷すると、経絡不固（けいらくふこ）となり、不正出血、崩漏（ぼうろう）（月経時以外の不正出血）、不妊症、妊娠中のトラブル（流産、胎児の死亡など）を引き起こしやすくなります。

⑧ 体質

偏った虚性・実性の体質はそれぞれ月経不順、月経痛、不妊症、月経の出血過多につながります。気虚、血虚、陰虚、陽虚などの虚性体質は不妊症、月経不順、崩漏、閉経（無月経）などの病証、気鬱、血瘀、痰湿などの実性体質は月経痛、閉経、不妊症などの病証、陽盛体質は出血量過多などの病証につながります。

病機（病気のメカニズム）

『備急千金要方』（びきゅうせんきんようほう）に "夫婦人之別有方者、以其胎妊生産崩傷之異故也。是以婦人之病、比之男子十倍難療。経言、婦人者、衆陰所集、常与湿居、十四以上、陰気浮溢、百想経心、内傷五臓、外損姿顔、月水去留、前後交互、瘀血停滞、中道断絶、其中傷堕不可具論矣。然五臓虚実交錯、悪血内漏、気脈損竭、或飲食無度、損傷非一、或瘡痍未癒、便合陰陽、或便利於懸厠之上、風従下入、便成十二痼疾、所以婦人別立方也。……然而女人嗜欲多於丈夫、感病倍於男子、加以慈恋、愛憎、嫉妬、憂恚、染着堅牢、情不自抑、所以為病根深、療之難瘥" と記されています。

訳すと次のようになります。「男性と違い、女性は女性特有の妊娠・出産・不正出血などがあり、病気の治療は男性より10倍難しい。女性はつねに湿の多いところにいる（台所での料理や洗濯など、水仕事が多い）ため身体に陰が集まり、陰に属する。14才以降、陰気があふれ、考えることが多くなる。このことが五臓を傷め、容貌を悪くする。毎月の月経、瘀血（おけつ）の停滞、外傷、流産など数えきれないことが起きる。五臓の抵抗力が弱り邪気が強い状態（虚実錯雑）、瘀血の停滞、気行と血流の損傷や飲食の不節制も身体に多くの損傷を与える。また、癰腫瘡毒（ようしゅそうどく）（皮膚・乳腺・腸の急性化膿性疾患）の病気を持っての性交、野外での排便排尿時の陰部からの風の侵入などでさまざまな病気を生じる。よって、女性の病気の治療は男性とは別の治療方法が必要となる。女性は男性より欲望が多い。また、病気に対しても男性より倍以上敏感である。女性は慈悲深く、恋が多い、愛と憎み、嫉妬、憂い、怒りなどの感情が強く、追求が堅固でわがままである。また、持病が深部に入りやすいなどの理由から、治療しても治りにくい」。

これをみても、女性の病気のメカニズムは複雑だということがわかります。

女性の身体

1. 臓腑機能の失調

　中医学では体調について五臓を中心に考えます。臓腑機能の失調によって気血の運行が乱れ、さまざまな病証が引き起こされるのです。とくに腎・肝・脾・心は女性の病証と密接な関係があります。

臓	病証（診断）	病機（メカニズム）	病症（症状）
腎	腎気不固 じん き ふ こ	蔵精、固摂低下	月経不順、妊娠中の症状、産後諸症、雑病 （精神不安、乳房腫脹、貧血、更年期障害、 腫瘤、おりもの、陰部のかゆみ）
	腎陽虚 じん よう きょ	子宮虚寒	不妊症、不正出血、月経痛、流産、おりもの
	腎陰虚 じん いん きょ	精血不足と経絡失養	月経不順、閉経*（無月経）、不正出血、 経期（月経期）発熱、更年期障害
肝	肝気鬱結 かん き うっけつ	疏泄と蔵血失調	月経前の乳房の張りと痛み、月経痛、閉経*、 月経不順、缺乳（母乳不足）、更年期障害
	肝火旺盛 かん か おうせい	肝気鬱結化火	月経前の頭痛、月経不順、不正出血
	肝陽上亢 かんようじょうこう	陰虚による陽亢	月経前の頭痛、月経・妊娠期間のめまい、 妊娠中毒症、更年期障害
	肝陰虚 かん いん きょ	肝の陰血の不足	月経期間の頭痛、月経・妊娠期間のめまい、 妊娠中毒症、更年期障害
	肝経湿熱 かんけいしつねつ	肝鬱脾虚で熱化	おりもの、陰部のかゆみ、不妊症、固まり
脾	脾不健運 ひ ふ けんうん	脾のはたらきが低下し、 湿が溜まり、統血が失調	月経不順（月経が遅れる）、閉経*
	痰湿内停 たんしつないてい		閉経*、不妊症、固まり
	脾不統血 ひ ふ とうけつ		月経不順、不正出血、子宮脱垂
心	心腎不交 しんじん ふ こう	心腎不交、さらに憂鬱、悲哀、 思慮など情緒によって心が司 る血脈、養う神志のはたらき が失調	閉経*、月経不順、不妊症、臓躁（自律神経の 失調症状）、産後抑鬱、妊娠中のいらだち

＊「閉経」は中医学でいう閉経（p.58参照）であり、日本でいう無月経のことをさす

2. 気血の失調

　女性は月経、妊娠、出産、授乳などで血を消耗するため、つねに「血が不足している」状態といえます。血の不足によって気が多くなり、気と血のバランスが崩れることにより多くの病気が引き起こされます。

気血	病証（診断）	病機（メカニズム）	病症（症状）
気分	気滞（きたい）	肝気鬱結により衝脈、任脈が阻滞	月経前の乳房の張りと痛み、月経不順、月経痛、閉経*（無月経）、不妊症
	気逆（きぎゃく）	気機（気の運動）の失調	月経期間の吐血、鼻血、つわり
	気虚（ききょ）	虚弱体質、過労、慢性病	月経不順、不正出血、流産、月経期にかぜをひきやすい、自汗（気温に関係なくかく汗）、子宮脱垂
	気陥（きかん）	気虚体質	崩漏（不正出血）、流産、子宮脱垂
血分	血虚（けっきょ）	出血による血の消耗、精血の不足	月経不順、月経痛、閉経*、妊娠腹痛、産後腹痛、缺乳（母乳不足）
	血瘀（けつお）	寒熱影響、虚弱体質、気滞、慢性病	月経痛、閉経*、不正出血、産後腹痛、悪露不尽（産後だらだらと出血が続く）、固まり
	血寒（けっかん）	寒邪、陽虚体質	月経不順、月経痛、閉経*、不妊症、産後腹痛
	血熱（けつねつ）	熱邪、陽盛体質、飲食の不節制、強壮剤の服用過多	月経不順、不正出血、月経期間の頭痛

＊「閉経」は中医学でいう閉経（p.58参照）であり、日本でいう無月経のことをさす

弁証論治施膳の方法
べんしょうろんちせぜん

　前述のとおり、女性の月経にはさまざまな病因が影響します。女性は男性と同じ五臓六腑の病気以外に、月経、おりもの、生殖器官、妊娠、出産などに関連した病気が起こりやすいため、さまざまな観点から、食薬・方剤・薬膳メニューを考える必要があります。ここではよく使わ

れる方法を紹介します。

① 補腎法：腎を補う方法
② 調肝法：肝を調節する方法
③ 健脾益胃法：脾胃を補い、消化機能を高め、湿を取る方法
④ 理気法：気の巡りを調節する方法
⑤ 調血法：血の流れを調節する方法
⑥ 祛湿法：たまった水（水湿）を排泄させる方法
⑦ 調経法：月経を調節する方法

方法	治法	説明
補腎法	補益腎気	腎気を補う
	温補腎陽	腎気を補いながら温める
	滋補腎陰	腎陰を滋養しながら補う
調肝法	疏肝解鬱	うつ状態を解消し、肝の疏泄（流れ）のはたらきを調整する
	養血柔肝	血を補い、肝をやわらげる
	疏肝清熱	肝の疏泄のはたらきを調整し、熱を取り除く
	疏肝清熱利湿	肝の疏泄のはたらきを調整し、熱を取り除き、湿を排泄する
	疏肝調経	肝の疏泄のはたらきを調整し、月経を調節する
健脾益胃法	補気健脾	気を補い、脾のはたらきを高める
	健脾除湿	脾のはたらきを高め、湿を取り除く
	補気摂血	気を補い、失血を止めさせる
	健脾和胃	脾のはたらきを高め、胃のはたらきを調和する

次ページへ続く

方 法	治 法	説 明
理気法	理気行滞 （り き こう たい）	気機（気の巡り）を調節し、滞る症状を解消する
	調気降逆 （ちょうき こうぎゃく）	気機を調節し、上逆の症状を下降させる
調血法	補血調経 （ほ けつちょうけい）	血を補い、月経を調整する
	温経散寒 （おん けい さん かん）	経絡を温め、寒さを発散させる
	活血化瘀調経 （かっ けつ か お ちょうけい）	血流を促進、血瘀状態を改善し、月経を調節する
	清熱涼血調経 （せい ねつりょうけつちょうけい）	血の熱を冷まし、月経を調整する
祛湿法	利水滲湿 （り すい しん しつ）	排尿によって水湿を取り除く
	清熱利湿 （せい ねつ り しつ）	熱を冷まし、水湿を取り除く
	化痰除湿 （か たん じょ しつ）	痰を解消し、水湿を取り除く
	温化水湿消腫 （おん か すい しつしょうしゅ）	温めて水湿を取り除き、むくみを解消する
調経法	温通経絡 （おん つう けい らく）	経絡を温めて、通りをよくする
	活血調経 （かっ けつちょうけい）	血流を促進し、月経を調節する
	健脾束帯 （けん ひ そく たい）	脾のはたらきを高め、おりものを止めさせる
	温経暖宮 （おん けい だんきゅう）	経絡と子宮を温める
	瀉熱清胞 （しゃ ねつ せい ほう）	子宮にこもっている熱を取り除く
	補養益胞 （ほ よう えき ほう）	子宮を補養する

月経のトラブルに対する薬膳レシピ

月経不順・月経痛・不正出血・閉経

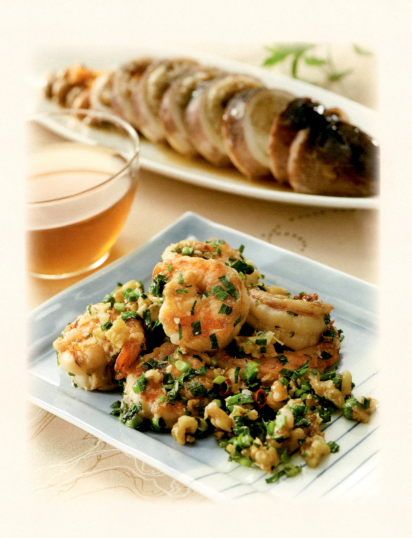

月経不順

月経不順とは、
月経周期が不安定でその状態が2周期以上続く状態（月経前後不定期）のこと。
月経周期が予定日より7日以上早くなる「月経先期」と、遅くなる「月経後期」があります。
出血量が20mlより少ない「月経過少」、80mlより多い「月経過多」がある場合も
月経不順と考えます。

腎気虚証（じんききょしょう）　　薬膳処方（料理）：鶏肉とカリフラワーの煮物 (p.30)

症状

- 月経周期：正常より7～14日ほど早く来るか遅れる
- 経　　血：増加または減少、色が暗い、質が希薄（成分が少なくさらさらしている）
- 全　　身：顔色が暗い、めまい、耳鳴り、腰膝痠軟（ようしつさんなん）（腰と膝のだるさ・痛み）、粘稠度が低いおりもの、夜尿回数の増加・頻尿
- 舌／脈：舌質淡、色暗、舌苔薄白／沈、細

治法　補腎益気 調経（ほじんえっき ちょうけい）

方薬　帰腎丸（きじんがん）

成　　分：熟地黄…240g／山薬、山茱萸、杜仲、菟絲子、茯苓、枸杞子…各120g／当帰…90g
出　　典：『景岳全書』

脾気虚証（ひききょしょう）　　薬膳処方（料理）：南瓜と吉林人参の煮物 (p.31)

症状

- 月経周期：正常より7～14日早く来る
- 経　　血：増加、淡紅色、質が希薄
- 全　　身：顔色が白くて浮腫がある、疲労感、倦怠感、息切れ、懶言（らんげん）（疲れて口数が少ない）、下腹部の下垂感、下痢
- 舌／脈：舌質淡紅、舌苔薄白／細、弱

治法　補脾益気 調経（ほひえっき ちょうけい）

方薬　補中益気湯（ほちゅうえっきとう）

成　　分：黄耆…15～30g／人参、白朮、当帰…各9g／陳皮、炙甘草…各6g／柴胡、升麻…各3g
出　　典：『内外傷 辨惑論』

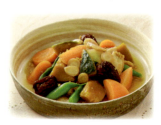

月経不順

虚寒証(きょかんしょう)
薬膳処方(料理)：海老と胡桃(えびくるみ)のにら炒め(p.32)

症状
- 月経周期：正常より7日ほど遅れる
- 経　　血：減少、淡紅色、質が希薄
- 全　　身：温めたり触ると軽減する下腹部の隠痛（我慢できる身体の奥からの痛み）、
　　　　　　腰膝痠軟(ようしつさんなん)、小便清長（尿が薄くて量が多い）、
　　　　　　軟便、四肢の冷え
- 舌／脈：舌質淡、舌苔薄白／沈、遅、無力

治法　扶陽祛寒 調経(ふようきょかんちょうけい)

方薬　温経湯(うんけいとう)

- 成　　分：呉茱萸(ごしゅゆ)、当帰、白芍(びゃくしゃく)、阿膠(あきょう)、麦門冬(ばくもんどう)…各9g／川芎(せんきゅう)、人参、桂枝(けいし)、牡丹皮(ぼたんぴ)、生姜(かんきょう)、甘草(かんぞう)、半夏(はんげ)…各6g
- 出　　典：『金匱要略(きんきようりゃく)』

血虚証(けっきょしょう)
薬膳処方(料理)：にんじん入りいか飯(p.33)

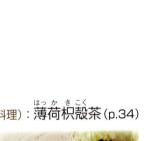

症状
- 月経周期：正常より7日ほど遅れる
- 経　　血：減少、淡紅色、質が希薄
- 全　　身：下腹部の隠痛、倦怠感、めまい、かすみ目、動悸、不眠症、
　　　　　　顔色が蒼白（白くて乾燥している）か萎黄（つやがなく黄色い）
- 舌／脈：舌質淡白、舌苔白／細、弱

治法　補血益気 調経(ほけつえっき ちょうけい)

方薬　滋血湯(じけつとう)

- 成　　分：熟地黄、川芎、当帰、白芍、人参、茯苓、山薬、黄耆…各30g
- 出　　典：『証治準縄・女科(しょうちじゅんじょう・じょか)』

気滞証(きたいしょう)
薬膳処方(料理)：薄荷枳殻茶(はっかきこく)(p.34)

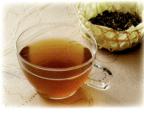

症状
- 月経周期：月経が早く来るか遅れる
- 経　　血：増加または減少、暗紅色か紫紅色、
　　　　　　血の固まりが混じる、質が濃い
- 全　　身：胸脇部・乳房・脇腹の張りと痛み、胸痞（胸のつかえ）、
　　　　　　ため息、げっぷ、食欲不振
- 舌／脈：舌苔薄白または薄黄／弦

治法　疏肝解鬱 調経(そかんげうつちょうけい)

方薬　逍遥散(しょうようさん)

- 成　　分：柴胡、当帰、茯苓、白芍、白朮…各9g／炙甘草…4.5g／煨姜(わいきょう)…3g／薄荷…1g
- 出　　典：『太平恵民和剤局方(たいへいけいみんわざいきょくほう)』

27

肝鬱血熱証　　　　　　　　　　　　　　薬膳処方(料理)：槐花香附茶(p.35)

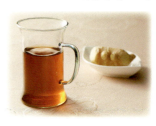

- 症状
  - 月経周期：正常より7〜14日ほど早く来る
  - 経　血：増加または減少、深紅色または紫紅色、粘稠な血の固まりが混じる
  - 全　身：月経前の胸脇部・乳房・脇腹の張りと痛み、煩躁(落ち着きがない)、怒りっぽい、口の苦み、口乾(のどの乾燥)
  - 舌／脈：舌質紅、舌苔薄黄／弦数
- 治法：疏肝清熱、涼血調経
- 方薬：丹梔逍遙散
- 成　分：柴胡、当帰、白芍、茯苓、白朮…各9g／炙甘草…4.5g／山梔子、牡丹皮、煨姜…各3g／薄荷…1g
- 出　典：『内科摘要』

陽盛血熱証　　　　　　　　　薬膳処方(料理)：トマトとカニの緑茶サラダ(p.36)

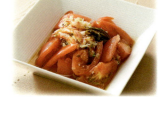

- 症状
  - 月経周期：正常より7〜14日早く来る
  - 経　血：増加、鮮血または深紅色か深紫色、粘稠な血の固まりが混じる
  - 全　身：いらだち、多夢、顔色が赤い、口渇(のどの渇き)、冷たいものを好んで飲む、便秘、尿量減少、黄色い尿
  - 舌／脈：舌質紅、舌苔黄／滑、数
- 治法：清熱涼血調経
- 方薬：清経散
- 成　分：地骨皮、白芍、青蒿…各12g／茯苓、牡丹皮…各9g／黄柏…6g／熟地黄…15g
- 出　典：『傅青主女科』

陰虚血熱証　　　　　　　　薬膳処方(料理)：鬱金入り貝のほうれん草和え(p.37)

- 症状
  - 月経周期：正常より7〜14日早く来る
  - 経　血：増加または減少、紅色、粘稠
  - 全　身：五心煩熱(手足の裏と心の熱感)、頬・唇の赤み、口渇
  - 舌／脈：舌質紅、舌苔少／細、数
- 治法：滋陰清熱、養血調経
- 方薬：両地湯
- 成　分：生地黄…30g／玄参…15g／白芍、阿膠…各12g／麦門冬、地骨皮…各9g
- 出　典：『傅青主女科』

月経不順

実寒証

薬膳処方(料理)：鮭とブロッコリーの煮物(p.38)

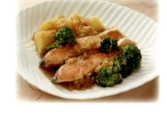

- 症　状
- 月経周期：正常より7日ほど遅れる
- 経　　血：減少、暗い色、血の固まりが混じる
- 全　　身：下腹部の冷痛（押さえると悪化し、温めると軽減する痛み）、四肢の冷え、顔面が蒼白
- 舌 ／ 脈：舌質青紫、舌苔白／沈、遅
- 治　法　温経散寒 調経
- 方　薬　温経湯
- 成　　分：当帰、川芎、白芍、肉桂、莪朮、牡丹皮…各6g ／人参、牛膝、甘草…各9g
- 出　　典：『婦人大全良方』

血瘀証

薬膳処方(料理)：玫瑰紅花茶(p.39)

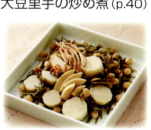

- 症　状
- 月経周期：正常より7日ほど遅れる
- 経　　血：増加または減少、紫暗色、血の固まりが混じる
- 全　　身：下腹部の張りと痛み（血の固まりが出ると改善）
- 舌 ／ 脈：舌質青紫、瘀点／沈弦、沈渋
- 治　法　活血化瘀 調経
- 方　薬　桃紅四物湯
- 成　　分：熟地黄、白芍、当帰…各12g ／川芎、桃仁…各6g ／紅花…3g
- 出　　典：『医宗金鑑・婦科心法要訣』

痰湿証

薬膳処方(料理)：昆布と大豆里芋の炒め煮(p.40)

- 症　状
- 月経周期：正常より7日ほど遅れる、閉経
- 経　　血：減少、淡紅色、濃く粘稠
- 全　　身：肥満傾向、胸痞（胸のつかえ）、吐き気、粘稠のおりものが増加
- 舌 ／ 脈：舌質淡、舌苔白膩／滑
- 治　法　化痰燥湿 調経
- 方　薬　蒼附導痰丸
- 成　　分：蒼朮、香附子…各100g ／陳皮、茯苓…各75g ／胆南星、枳殻、半夏、神曲…各50g
- 出　　典：『葉天士女科診治秘方』

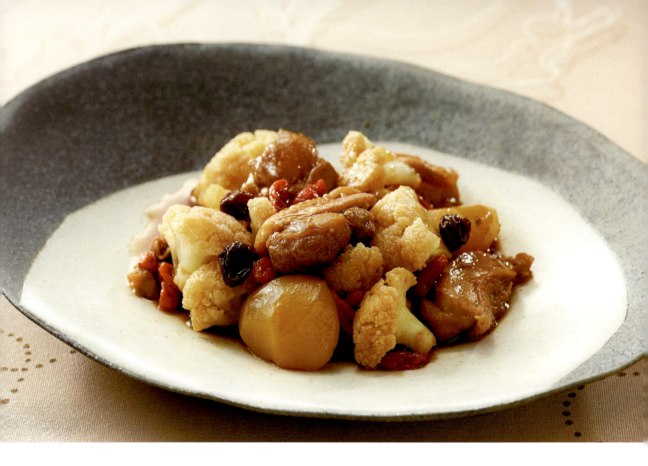

腎気虚証 ◯ Recipe

鶏肉とカリフラワーの煮物

身体を温める鶏肉は精気を補い、虚弱体質を改善する食材。
カリフラワー、栗と合わせることで腎気を補います。
干しぶどうは補血 強筋作用で、枸杞子は肝腎を滋養することにより月経不順を改善します。

材料

- 鶏もも肉………………100g
- カリフラワー…………50g
- 甘栗（ビン詰め可）…2個
- 干しぶどう……………10g
- 枸杞子…………………6g
- 生姜薄切り……………3枚
- 醤油……………………大さじ1
- 紹興酒…………………大さじ1
- サラダ油………………小さじ2
- 塩………………………少々

作り方

① 鶏もも肉はひと口大に切り、醤油と紹興酒で下味をつける。
② カリフラワーをひと口大に切り、湯通しして塩をふる。甘栗（ビン詰めの場合シロップを洗い落とす）をざく切りする。干しぶどう、枸杞子は水で戻す。
③ 熱したフライパンにサラダ油、生姜を入れ、①の鶏もも肉の両面を焼く。
④ ①で使った醤油と紹興酒、水200mlを加え、弱火で20分間煮込む。できあがる前に②を加えて、沸騰させる。

脾気虚証 Recipe
南瓜と吉林人参の煮物

気を補う吉林人参、南瓜、いんげん豆、大棗と、
血を養うにんじんを合わせることで、気の生成を促進。
辛味、温性の生姜は、補った気を巡らせます。

材料
- 南瓜……………………80g
- 吉林人参（刻んだもの）…10g
- にんじん………………50g
- いんげん豆……………2本
- 大棗（種を取る）………4個
- 陳皮……………………6g
- 生姜薄切り……………5枚
- 醤油……………………大さじ2
- ごま油…………………適量

作り方
①南瓜はひと口大に切る。にんじんは皮をむき、乱切りにする。いんげん豆は筋を取り、3等分になるようやや斜めに切る。
②吉林人参、大棗は水で戻す。
③鍋に①、②と②を戻した水、陳皮、生姜、材料がかぶる程度の水を入れ、南瓜がやわらかくなるまで弱火で煮る。醤油を加え、最後にごま油で味を調える。

※陳皮を入手できない場合は、みかんの皮（10g）で代用可能です。

月経不順
月経のトラブル

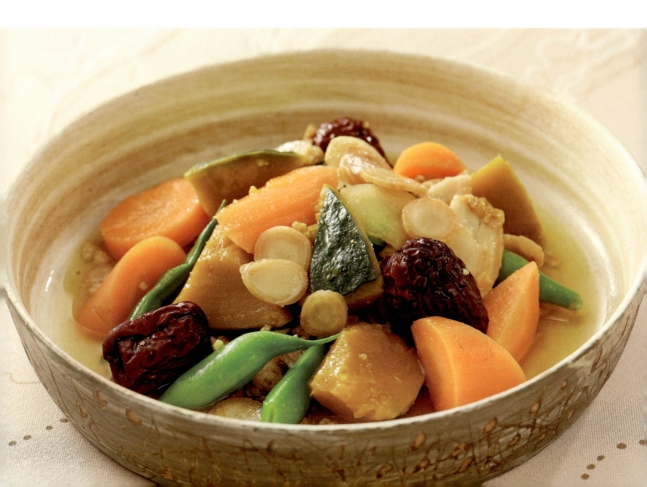

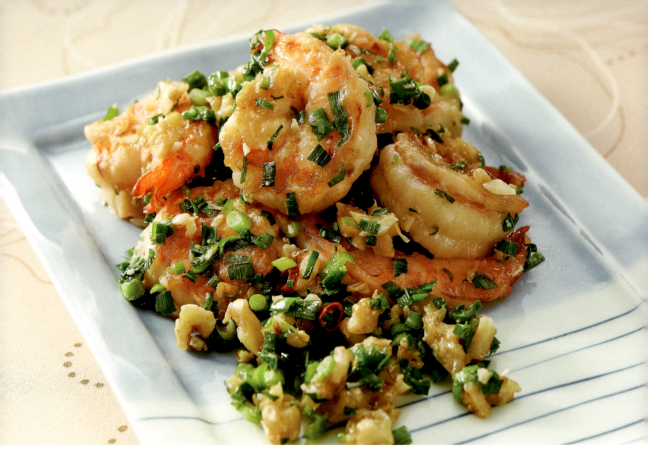

虚寒証 Recipe

海老と胡桃のにら炒め

虚寒証の原因は陽虚であるため、助陽類の海老や胡桃を主役で使い、陽気を補います。
辛味、温性のにら、にんにく、唐辛子は身体を温め、冷えと痛みを緩和し、
月経不順を改善します。

材料

- 車海老(中)……………8尾
- 胡桃………………………20g
- にら………………………2株
- にんにく…………………2かけ
- 唐辛子……………………1本
- 紹興酒……………………大さじ1
- 醤油………………………小さじ2
- サラダ油…………………適量
- 片栗粉……………………適量
- 塩、胡椒…………………少々

作り方

① 車海老の殻をむいて、背わたを取る。紹興酒、醤油で下味をつけ、片栗粉をまぶす。
② にらとにんにくをみじん切りにする。唐辛子は輪切りにする。胡桃を乾煎りし、ざく切りする。
③ フライパンにサラダ油をひき、にんにくを弱火で香りが立つまで炒め、唐辛子を加える。
④ ③に①と胡桃を入れて炒める。車海老に火が通ったらにらを加え、塩と胡椒で味を調える。

血虚証 Recipe

にんじん入りいか飯

にんじん、いか、落花生、竜眼肉は血を養う養血類の食材です。
気を補う米は気を強くすることで血を作り、辛味の生姜も気の巡りを促進するため、
これらを合わせることで血虚による月経不順を改善します。

材料

- にんじん…………………20g
- いか（大）………………1杯
- 竜眼肉……………………6g
- 糯米、粳米………………各20g
- 落花生……………………10g
- 生姜みじん切り…………2g
- 醤油、紹興酒……………適量

作り方

① にんじんの皮をむき、5mm角に切る。竜眼肉は少量の水で戻す。糯米、粳米を洗って水に1時間浸けてから水切りする。
② いかは足、わた、軟骨を取り除き、胴体のみを使う。落花生をフライパンで軽く煎る。
③ ①と落花生、生姜を混ぜ合わせ、いかの胴の中にゆるめに詰める。
④ 鍋に③、醤油、紹興酒、材料にかぶる程度の水を入れる。火にかけ沸騰したら弱火で50分間ほど煮る。
⑤ いかを取り出し汁を煮詰める。いかは食べる際に1cm幅の輪切りにして、煮汁をかける。

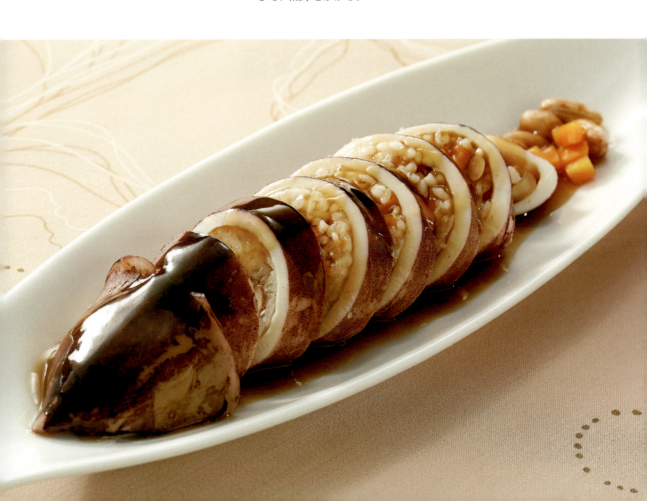

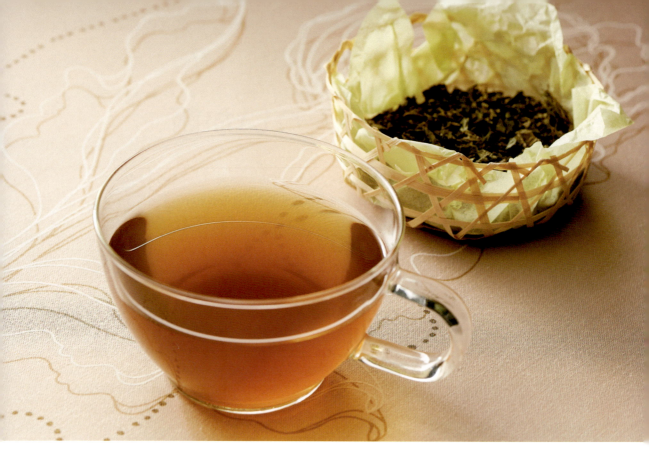

気滞証 Recipe

薄荷枳殻茶
(はっかきこく)

薄荷は肝経に入りやすいため、疏肝によく使います。
枳殻も肝経に入りやすく、気の巡りを強く促進するのが特徴。
温裏類の乾姜(かんきょう)は薄荷の涼性を緩和し、温経通脈(おんけいつうみゃく)作用によって月経不順を改善します。

材料

薄荷……………………3g
枳殻……………………3g
乾姜……………………3g

作り方

①枳殻、乾姜を水400mlに30分間浸ける。強火にかけ沸騰したら弱火で15分間煎じ、火を止める。
②薄荷を①に加え、5分間蒸らしてから濾して飲む。

肝鬱血熱証 Recipe

槐花香附茶
（かいかこうぶ）

月経不順

月経のトラブル

薄荷枳殻茶に槐花、香附子、緑茶を合わせた茶です。
槐花は肝経に入りやすく、微寒作用によって肝の熱を取り、肝熱による月経不順を緩和。
新鮮な槐花は香りも楽しめます。
香附子は平性で疏肝理気作用を発揮。緑茶と合わせると飲みやすくなります。

材料

- 槐花……………………5g
- 香附子…………………3g
- 薄荷……………………3g
- 枳殻……………………3g
- 生姜みじん切り………2g
- 緑茶葉（龍井茶）……3g

作り方

① 香附子、枳殻を水500mlに1時間浸ける。強火にかけ沸騰したら弱火で15分間煎じ、火を止める。
② 槐花、薄荷、生姜、緑茶葉を①に加え、5分間蒸らしてから濾し、冷まして飲む。

※龍井茶を入手できない場合は日本の緑茶で代用可能です。

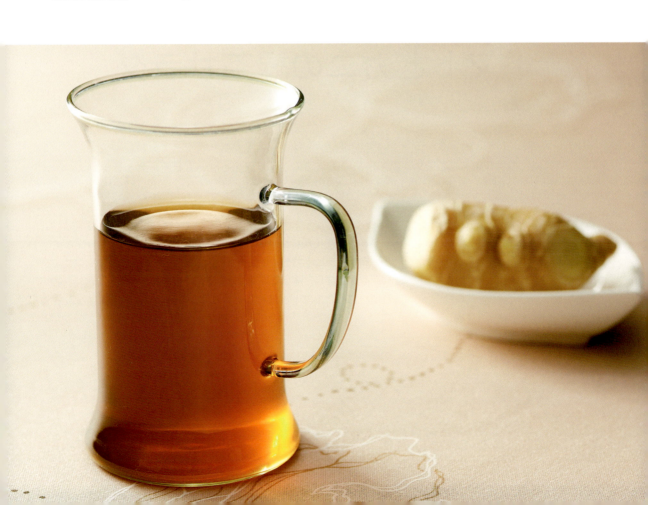

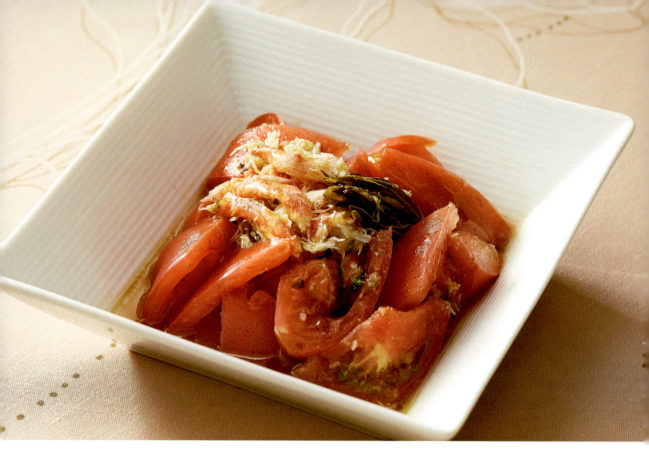

陽盛血熱証 ◯ Recipe

トマトとカニの緑茶サラダ

寒涼性のトマト、カニ肉、緑茶はともに熱を取ります。
カニ肉は散血作用もあるため、血流が熱により濃縮されて悪化している状態を改善します。

材料

- トマト（中）……………1個
- 茹でカニ肉……………20g
- 緑茶葉（龍井茶）………1g
- にんにく………………1かけ
- バジル…………………1枚
- オリーブオイル…………大さじ2
- 白ワインビネガー………小さじ1
- 塩………………………少々

作り方

① すりおろしたにんにくとみじん切りにしたバジルを、オリーブオイル、白ワインビネガー、塩と混ぜる。
② 緑茶を湯で戻し、濾して茶葉の水気を取る（茶は飲む）。
③ 乱切りにしたトマトとほぐしたカニ肉に①をかけ、②の茶葉を散らす。

※龍井茶を入手できない場合は日本の緑茶で代用可能です。

月経不順

月経のトラブル

陰虚血熱証 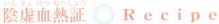 Recipe

鬱金入り貝のほうれん草和え

鬱金は肝経に入り、寒性で血熱を冷ますほか、活血行気のはたらきがあります。
滋陰類のほたて貝、ムール貝、枸杞子、百合根は、陰液を補給。
ほうれん草には養血、清熱効果があり、清熱類の豆腐と合わせることで清熱効果を高めます。

材料

- 鬱金粉末……………3g
- ほたて貝……………2個
- ムール貝……………4個
- ほうれん草…………1/2束
- 枸杞子………………6g
- 百合根………………50g
- 木綿豆腐……………100g
- 白だし………………大さじ2
- 片栗粉、サラダ油……適量
- 塩、胡椒……………少々

作り方

① ほたて貝とムール貝は塩、胡椒をふって片栗粉をまぶす。
② ほうれん草を茹でて、1cmの長さに切る。枸杞子は水で戻す。
③ 百合根の黒いところを取り、1枚ずつ剥がして洗い、湯通しする。
④ 熱した鍋にサラダ油をひき、①の両面を焼く。
⑤ 豆腐を水切りし、つぶす。
⑥ ボウルに鬱金粉末、②、③、④、白だしを入れ、混ぜ合わせる。塩、胡椒で味を調え、⑤を入れてよく混ぜ合わせる。

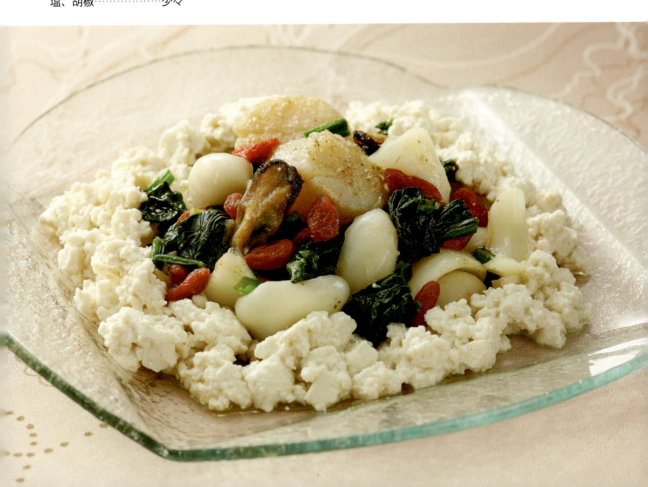

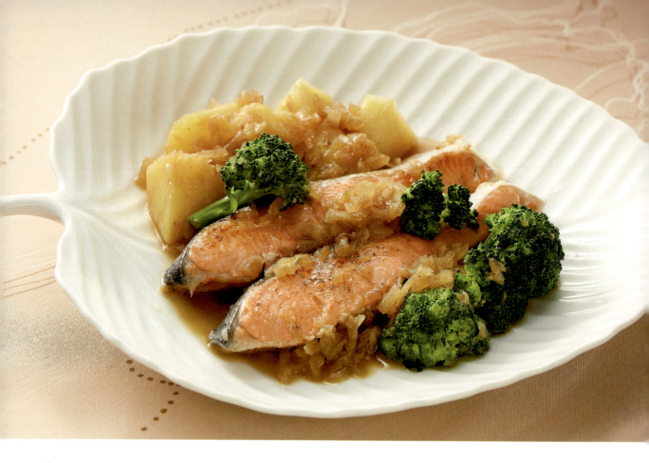

実寒証 Recipe

鮭とブロッコリーの煮物

温裏類の鮭は身体を温め、気血を養います。
ブロッコリー、じゃが芋は気を補い、玉葱は気の巡りを促進。
肉桂(にっけい)、生姜、紹興酒は身体を温めます。

材料

- 鮭……………………2切れ
- ブロッコリー………50g
- 玉葱(小)……………1個
- じゃが芋……………1個
- 肉桂…………………1g
- 生姜薄切り…………5枚
- 紹興酒………………大さじ1
- 醤油…………………大さじ1
- サラダ油……………適量
- 塩、胡椒……………少々

作り方

① ブロッコリー、皮をむいたじゃが芋はひと口大に切り、玉葱はみじん切りにする。
② 熱した鍋にサラダ油をひき、鮭の両面、じゃが芋を焼く。
③ 深い鍋にサラダ油をひき、玉葱を透明になるまで弱火でゆっくり炒める。ブロッコリー、じゃが芋、肉桂、生姜、材料がかぶる程度の水を入れ、中火で15分間煮る。
④ ③に②の鮭を加え混ぜ合わせ、紹興酒、醤油、塩、胡椒で味を調える。

月経不順

月経のトラブル

血瘀証(けつおしょう) Recipe
玫瑰紅花茶(まいかいこうか)

理気類の玫瑰花(まいかいか)は活血化瘀(かっけつかお)の作用があります。
同じ理気類の香附子(こうぶし)は疏肝理気(そかんりき)作用を発揮。
辛温の性質をもつ紅花は活血化瘀通経(つうけい)の作用があり、
辛温の生姜、温性の黒砂糖と合わせることで気血の巡りが促進され、月経不順が改善します。

材料

- 玫瑰花……………3g
- 紅花………………3g
- 香附子……………6g
- 生姜千切り………3g
- 黒砂糖……………好みの量

作り方

① 香附子を水400mlに1時間浸ける。火にかけ沸騰したら弱火で30分間煎じる。
② ①に玫瑰花、紅花、生姜を加え、5分間蒸らしてから濾して飲む。好みで黒砂糖を加える。

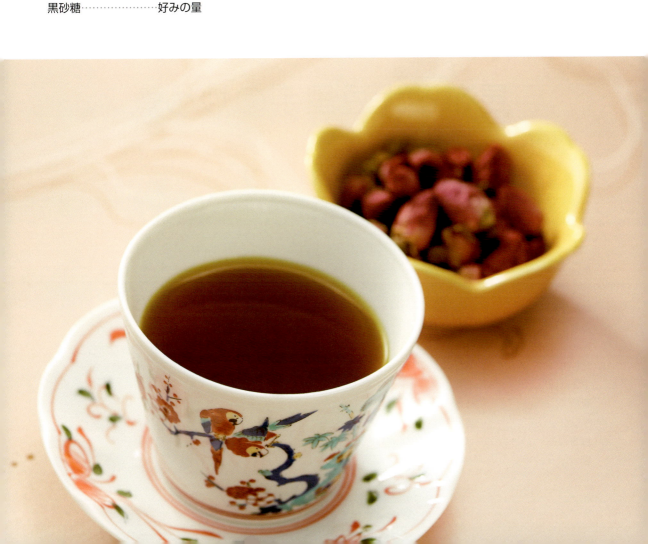

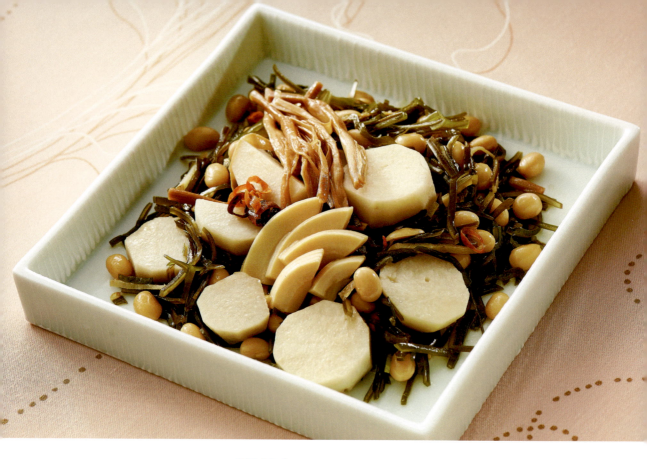

痰湿証 Recipe

昆布と大豆里芋の炒め煮

昆布と里芋は痰湿を取り除き、浮腫を改善。大豆と金針菜には清熱利尿作用があります。
筍は痰を取り除き、腸を潤します。
これらを合わせることで利尿によって湿を排泄し、月経不順を緩和します。

材料

- 乾燥切り昆布……………100g
- 乾燥大豆…………………30g
- 里芋………………………2個
- 筍…………………………10g
- 金針菜……………………10g
- 生姜薄切り………………5枚
- 唐辛子……………………1本
- サラダ油…………………大さじ1
- 醤油………………………大さじ1
- 塩…………………………少々

作り方

① 昆布、大豆、金針菜はそれぞれ水で戻す。生姜は千切りにする。唐辛子、皮をむいた里芋を輪切りにする。筍は薄切りにする。
② 大豆をやわらかくなるまで茹でる。
③ 熱した鍋にサラダ油をひき、生姜、唐辛子を軽く炒めてから、昆布、金針菜、里芋、筍、②を加えて炒め、醤油と塩で味を調える。

月経痛

月経痛とは、月経期間や月経の前後に発生する小腹部の痛みです。
『金匱要略』に

"婦人腹中諸疾痛、当帰芍薬散主之。……婦人腹中痛、小建中湯主之
（女性の各種腹痛には当帰芍薬散を使う。……女性の腹痛には小建中湯を使う）"

と書かれており、昔の女性も月経痛に悩まされていたことがわかります。

気滞血瘀証　　薬膳処方（料理）：紅花姜黄小茴香スープ (p.43)

症状

- 月経痛：月経前・月経期間の小腹部の張りと痛み（触るとひどくなり固まりが出ると緩和する）
- 経　血：減少、出血不暢（スムーズな出血ではなくだらだら続く）、色は暗い、固まりが混じる
- 全　身：胸脇や乳房の張りと痛み、胸痞（胸のつかえ）
- 舌／脈：舌質紫暗紅、瘀点／沈、弦

治法　行気活血、化瘀止痛

方薬　膈下逐瘀湯

成　分：当帰、桃仁、紅花、甘草…各9g／川芎、牡丹皮、赤芍、烏薬、五霊脂…各6g／香附子、枳殻…各4.5g／延胡索…3g

出　典：『医林改錯』

寒凝血瘀証　　薬膳処方（料理）：艾葉当帰生姜茶 (p.44)

症状

- 月経痛：月経前・月経期間の小腹部の冷えと痛み（触るとひどくなり温めると減軽する）
- 経　血：減少、色は暗い、固まりが混じる
- 全　身：顔色が青い、四肢の冷え
- 舌／脈：舌質暗、舌苔白／沈、緊

治法　温経散寒、化瘀止痛

方薬　小腹逐瘀湯

成　分：当帰、蒲黄…各9g／没薬、川芎、赤芍、五霊脂…各6g／肉桂、乾姜、延胡索…各3g／小茴香…1.5g

出　典：『医林改錯』

気血虚弱証 ……… 薬膳処方（料理）：竜眼人参補血膏（p.45）

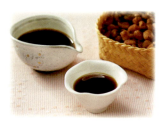

- 症　状
  - 月 経 痛：月経前後の小腹部の鈍痛（触ると軽減）
  - 経　　血：減少、淡紅色、質が希薄（成分が少なくさらさらしている）
  - 全　　身：顔色が白い、疲れ、全身の無気力、食欲不振、めまい、動悸
  - 舌／脈：舌質淡紅、舌苔薄白／緩、弱、無力
- 治　法：益気養血、調経止痛
- 方　薬：聖癒湯
- 成　分：熟地黄、白芍…各12g／当帰…9g／川芎、人参…各6g／黄耆…18g
- 出　典：『医宗金鑑』

腎気虧損証 ……… 薬膳処方（料理）：四物と烏骨鶏の鍋（p.46）

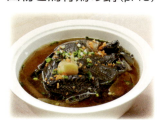

- 症　状
  - 月 経 痛：月経中・月経後の小腹部の痛み
  - 経　　血：減少、暗淡色、質が希薄
  - 全　　身：腰のだるさ、顔色が白い、健忘、不眠、めまい、耳鳴り
  - 舌／脈：舌質淡紅、舌苔薄／沈、細
- 治　法：補腎益精、養血止痛
- 方　薬：益腎調経湯
- 成　分：杜仲、続断、熟地黄、炒白芍、焦艾葉、巴戟天、烏薬…各9g／当帰…6g／益母草…12g
- 出　典：『中医婦科治療学』

湿熱瘀阻証 ……… 薬膳処方（料理）：益母草膏（p.47）

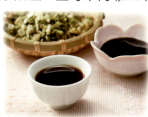

- 症　状
  - 月 経 痛：月経前・月経中の小腹部の張りと痛み
  - 経　　血：増加、暗い色、粘稠、経期延長（出血期間の延長）
  - 全　　身：微熱、黄色い尿、おりものが増加・黄色・粘稠・臭いがある
  - 舌／脈：舌質紅、舌苔黄膩／滑数または弦数
- 治　法：清熱除湿、化瘀止痛
- 方　薬：清熱調血湯
- 成　分：当帰、川芎、白芍、生地黄、黄連、香附子、桃仁、紅花、延胡索、牡丹皮、蓬莪朮…各等分
- 出　典：『古今医鑑』

気滞血瘀証 Recipe
紅花姜黄小茴香スープ

温経活血の紅花、姜黄、小茴香と活血化瘀のチンゲン菜、理気止痛のかぶ、きんかんを合わせることで、行気活血作用が現れ、月経痛を緩和します。
生姜、葱、唐辛子、にんにくの温性の湯で茹でることで、チンゲン菜の涼性はやや緩和されます。

材料

A
- 生姜薄切り……5枚
- 葱……………1/2本
- 唐辛子………1本
- にんにく……2かけ

B
- 紅花…………3g
- 姜黄…………6g
- 小茴香………3g

- チンゲン菜……1/2株
- かぶ(小)………1/2個
- きんかん………3個
- 卵………………1個
- 香菜……………1本
- 塩、ごま油……小さじ1/2

作り方

①Aを水に入れる。火にかけ沸騰したら、チンゲン菜を茹でる。かぶと、種を取ったきんかんを千切りにする。香菜はみじん切りにする。
②卵をボウルに割り入れ、よく混ぜる。
③鍋にBと水400mlを入れる。強火にかけ沸騰したら弱火で10分間煎じて濾す。
④③の濾した液に適当な長さに切ったチンゲン菜を入れ、10分間煮る。きんかんとかぶを加え、沸騰したら溶き卵を入れる。塩、ごま油で味を調え、香菜を散らす。

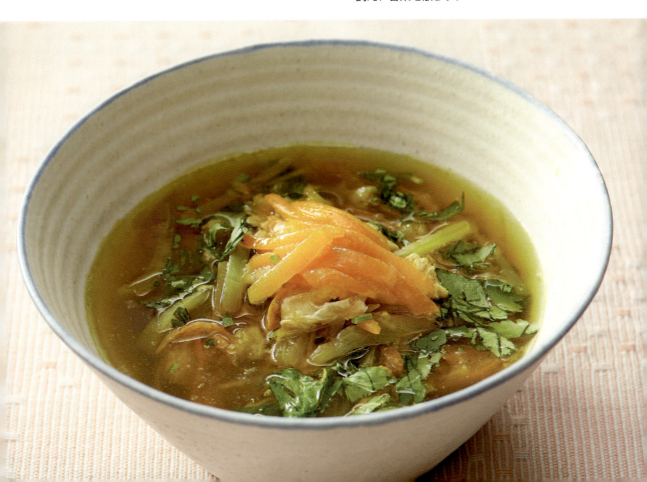

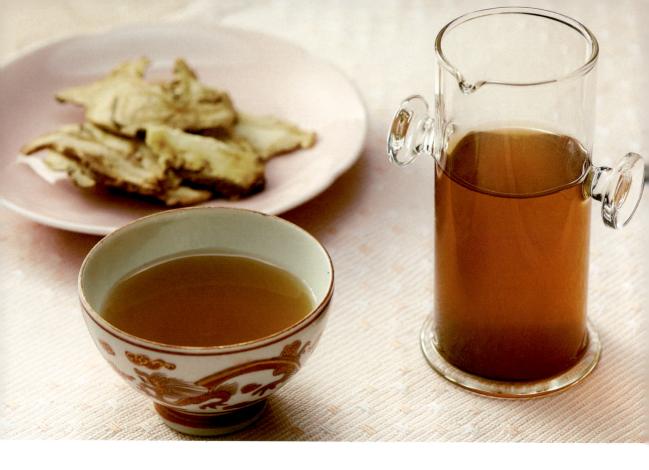

寒凝血瘀証 ○ Recipe

艾葉当帰生姜茶

温裏類の艾葉と肉桂は肝、脾、腎経に入りやすく、身体を温め、月経痛を緩和。
生姜と黒砂糖も身体を温めます。養血類の当帰は補血 調経しながら活血止痛のはたらきももちます。
月経の1週間前から飲むと効果が期待できます。

材料

艾葉……………………10g
当帰……………………6g
生姜みじん切り………5g
肉桂粉末………………0.5g
黒砂糖…………………好みの量

作り方

①艾葉、当帰を水400mlに20分間浸ける。火にかけ沸騰したら弱火で10分ほど間煎じ、生姜を加え、10分間蒸らしてから濾す。
②①に、肉桂粉末、黒砂糖を加え、温かいうちに飲む。

※艾葉を入手できない場合は、ヨモギ粉末（1g）で代用可能です。その場合、②で加えます。

月経痛

月経のトラブル

気血虚弱証（きけつきょじゃくしょう） Recipe
竜眼人参補血膏
（りゅうがんにんじんほけつこう）

竜眼肉（りゅうがんにく）には養血安神（ようけつあんしん）、補気類の大棗（たいそう）にも養血の作用があります。
補気の性質をもつはちみつと合わせることで、気血両虚証（きけつりょうきょしょう）によく使います。
大補元気（たいほげんき）の吉林人参（きつりんにんじん）と炙黄耆（しゃおうぎ）を使えば、補気類のはたらきを強めることができます。
温裏類の黒砂糖と合わせているため、甘くて口にしやすく、日常の養生にもおすすめします。

材料
竜眼肉	200g
吉林人参	60g
炙黄耆	40g
大棗（種を取る）	100g
黒砂糖	40g
はちみつ	30g

作り方
① 竜眼肉、吉林人参、炙黄耆、大棗を水1500mlに入れる。強火にかけ沸騰したら弱火で1時間煎じて濾す。
② 残った中身に水1000mlを入れ、①と同様に煎じて濾す。
② ①と②の濾した液を合わせて、黒砂糖、はちみつを加え、シロップ状になるまで弱火で煮詰める。
③ 1回15mlずつ湯100〜200mlで薄めて、1日3回飲む。

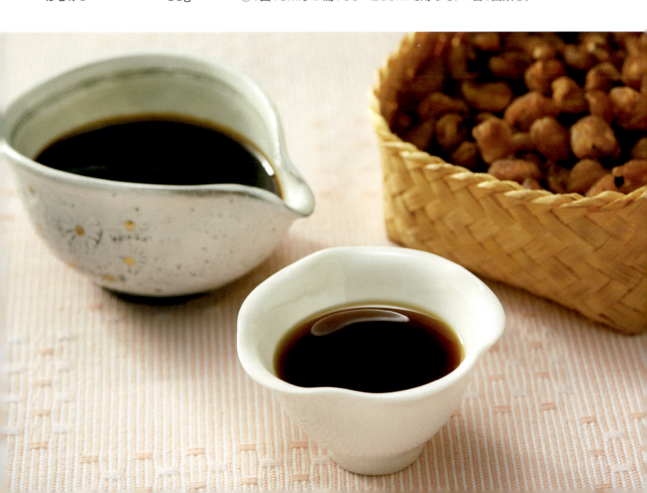

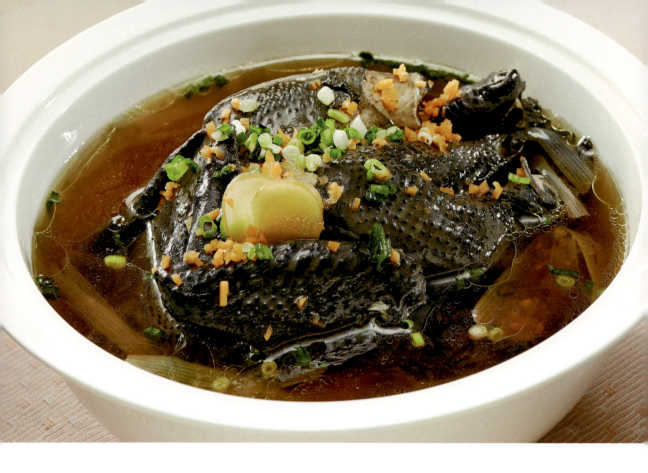

腎気虧損証 ◯ Recipe

四物と烏骨鶏の鍋

補血温経作用のある四物湯（当帰、白芍、熟地黄、川芎）と、
温陽補腎作用のある肉桂、杜仲、補肝益腎作用のある烏骨鶏を合わせることで
肝腎を補い、血流を促進。月経痛を緩和します。

材料

A
- 当帰……………3g
- 白芍……………3g
- 熟地黄…………10g
- 川芎……………3g
- 肉桂……………3g
- 杜仲……………10g

万能葱……………1本
にんじん…………20g
塩…………………少々

B
- 烏骨鶏（小）……1羽
- 鹿茸……………6g
- 生姜薄切り……10枚
- 葱………………10cm
- 紹興酒…………大さじ1
- 醤油……………大さじ1
- 黒砂糖…………小さじ1/2

作り方

①Aを水800mlに30分間浸ける。強火にかけ沸騰したら弱火で15分間煎じて濾す。
②深い鍋にB、①の濾した液、材料がかぶる程度の水を入れる。強火で沸騰させてから弱火で1時間煮込む。塩で味を調え、小口切りにした万能葱とみじん切りしたにんじんを散らす。

月経痛

湿熱瘀阻証 ○ Recipe

益母草膏

益母草は肝、心、膀胱経に入り、辛味、苦味、微寒の性質をもちます。
活血調経、利水消腫作用により熱を取り、
尿から湿を排泄するため湿熱瘀阻による月経痛を緩和。
鶏血藤は活血調経と同時に補血作用が、玫瑰花は行気活血作用があり、痛みを緩和します。
これらを合わせることで活血調経、行気止痛作用を発揮します。

月経のトラブル

材料
- 益母草 …………… 60g
- 鶏血藤 …………… 30g
- 玫瑰花 …………… 6g
- 砂糖 ……………… 150g
- はちみつ ………… 60g

作り方
① 益母草、鶏血藤、玫瑰花を水1000mlに1時間浸ける。強火にかけ、沸騰したら弱火で30分煎じて濾す。
② 残った中身に水600mlを入れ、①と同様に煎じて濾す。
③ ①と②の濾した液を合わせて、砂糖、はちみつを加え、シロップ状になるまで弱火で煮詰める。
⑤ 1回15mlずつ湯100～200mlで薄めて、1日3回飲む。

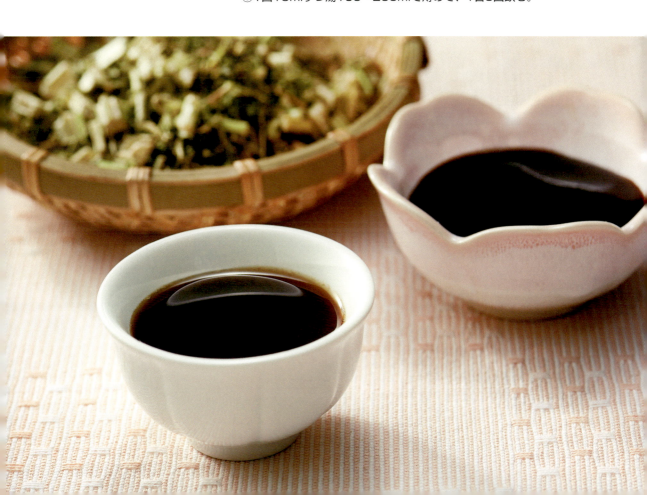

不正出血

不正出血とは月経時以外に現われる出血のことです。
月経の出血期間が延長し、出血が止まらない場合も不正出血とされます。
出血は少量のことも大量のこともあります。
中医学では、月経時以外の不正出血を「経間期出血」、
「崩漏」(崩は出血量が多いこと、漏は少ないことをさす)といい、
月経の出血期間の延長は「経期延長」とよびます。
若い女性、または更年期の女性でこの病症がみられることがあります。

脾気虚証 　　　　　　　　薬膳処方(料理)：南瓜とにんじんのヨモギ炒め (p.51)

症状
- 月経周期：経期延長または経間期出血
- 経　　血：増加、淡紅色、質が希薄(成分が少なくさらさらしている)
- 全　　身：顔色は萎黄(つやがなく黄色い)か白、疲労感、全身の無気力、息切れ、小腹部の下垂感、四肢の冷え、食欲不振、下痢
- 舌／脈：舌質淡、舌体胖大、歯痕、舌苔白／沈弱、緩弱

治法 補気 調経止血

方薬 固本止崩湯

成　　分：熟地黄、白朮…各50g／当帰…25g／黄耆、人参…各15g／黒姜…10g
出　　典：『傅青主女科』

腎気虚証 　　　　　　　　薬膳処方(料理)：鰻とキャベツの三七炒め (p.52)

症状
- 月経周期：不正出血
- 経　　血：増加、淡紅色か淡暗色、質が希薄
- 全　　身：顔色と目のまわりが黒い、小腹部の重い痛み、腰と背のだるさ、夜尿の増加、軟便
- 舌／脈：舌質淡暗、舌苔白潤／沈、弱

治法 補腎益血、固衝止血

方薬 加減菸蓉菟絲子丸

成　　分：熟地黄、肉蓯蓉、覆盆子、当帰、枸杞子、桑寄生、菟絲子、艾葉…各等分
出　　典：『中医婦科治療学』

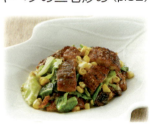

不正出血

月経のトラブル

腎陽虚証 ……………………………… 薬膳処方(料理)：羊肉と葱の炒め物(p.53)

症 状

月経周期：不正出血
経　　血：増加、淡紅色か淡暗色、質が希薄
全　　身：顔色が晄白（むくみ白く光っている）、目のまわりが黒い、
　　　　　四肢の冷え、腰と膝のだるさ、尿量・夜尿の増加
舌／脈：舌質淡暗、舌苔白潤／沈、細、無力

治 法　温腎益気、固衝止血

方 薬　右帰丸

成　　分：熟地黄…240g／山薬、菟絲子、鹿角膠、杜仲…各120g／
　　　　　山茱萸、枸杞子、当帰…各90g／肉桂…60g／附子…60〜180g
出　　典：『景岳全書』

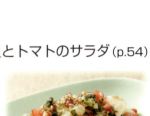

腎陰虚証 ……………………………… 薬膳処方(料理)：ほたて貝とトマトのサラダ(p.54)

症 状

月経周期：不正出血、経期延長
経　　血：減少、鮮紅色、質が希薄、血の固まりはない
全　　身：頬が赤い、熱感、口渇（のどの渇き）、
　　　　　五心煩熱（手足の裏と心の熱感）、便秘
舌／脈：舌質紅、舌苔少／細、数

治 法　養陰清熱止血

方 薬①　両地湯

成　　分：生地黄…30g／地骨皮、麦門冬…各9g／白芍、阿膠…各12g／玄参…15g
出　　典：『傅青主女科』

方 薬②　左帰丸と二至丸を合わせる

成　　分：左帰丸：熟地黄…240g／山茱萸、菟絲子、亀板膠、鹿角膠、枸杞子、山薬…各120g／
　　　　　　　　　牛膝…90g
　　　　　二至丸：女貞子、旱蓮草…各15g
出　　典：左帰丸『景岳全書』／二至丸『医方集解』

49

血瘀証

薬膳処方（料理）：なすのカレー (p.55)

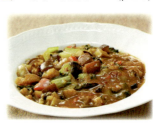

- **症状**
  - 月経周期：不正出血、経期延長
  - 経　　血：増加または減少、黒色、血の固まりが混じる
  - 全　　身：触ると痛みの増す月経痛
  - 舌／脈：舌質暗紫、瘀斑、瘀点／弦遅、細弦
- **治法**　活血化瘀止血
- **方薬①**　桃紅四物湯と失笑散を合わせる
  - 成　　分：桃紅四物湯：熟地黄、白芍、当帰…各12g／川芎、桃仁…各6g／紅花…3g
    失笑散：五霊脂、蒲黄…各6g
  - 出　　典：桃紅四物湯『医宗金鑑』／失笑散『和剤局方』
- **方薬②**　逐瘀止血湯
  - 成　　分：生地黄…30g／亀板、大黄、赤芍…各9g／牡丹皮…3g／当帰尾、枳殻…各15g／桃仁…10粒
  - 出　　典：『傅青主女科』

湿熱証

薬膳処方（料理）：冬瓜とはと麦豆の煮物 (p.56)

- **症状**
  - 月経周期：不正出血、経期延長
  - 経　　血：増加、茶色、粘稠
  - 全　　身：小腹部の痛み、煩躁（落ち着きがない）、口の苦み、
    口乾（のどの乾燥）、食欲不振、尿量減少、濃い尿または血尿、
    おりものが増加・黄〜赤白色
  - 舌／脈：舌質紅、舌苔黄膩／濡数、滑数
- **治法**　清熱袪湿、化瘀止血
- **方薬**　清肝止淋湯
  - 成　　分：白芍、当帰…各30g／生地黄…15g／阿膠、牡丹皮…各9g／黄柏、牛膝…各6g／香附子…3g／紅大棗…25g／小黒豆…30g
  - 出　　典：『傅青主女科』

実熱証

薬膳処方（料理）：蓮根ときゅうりのスープサラダ (p.57)

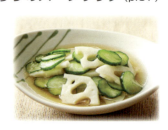

- **症状**
  - 月経周期：不正出血
  - 経　　血：増加または減少、深紅色、粘稠
  - 全　　身：口渇（のどの渇き）、煩熱、濃い尿色、便秘
  - 舌／脈：舌質紅、舌苔黄／滑数
- **治法**　清熱涼血止血
- **方薬**　清熱固経湯
  - 成　　分：亀板…40g／牡蠣粉、生地黄、地骨皮、阿膠、地楡片、生藕節…各25g／
    焦山梔子、生黄芩、陳棕櫚炭…各15g／生甘草…4g
  - 出　　典：『簡明中医婦科学』

南瓜とにんじんのヨモギ炒め

脾気虚証 Recipe

ヨモギには温経止血の作用があります。
補気類の南瓜、カリフラワーと養血のにんじん、落花生を合わせることで気血両補となり、山椒と生姜によって身体が温まり、気血の運行もよくなります。

材料

- 南瓜……………………80g
- にんじん………………80g
- カリフラワー…………50g
- 落花生…………………50g
- ヨモギ粉末……………1g
- 山椒……………………1g
- 生姜薄切り……………5枚
- サラダ油………………適量
- 塩、胡椒………………少々

作り方

① 南瓜、皮をむいたにんじんは3㎝の長さで短冊切りにする。カリフラワーはひと口大に切り、湯通しする。
② 鍋にサラダ油をひき、山椒、落花生を弱火で香りが立つまで炒め、取り出す。
③ ②の鍋に生姜、南瓜、にんじんを加えて炒める。火が通ったらカリフラワー、ヨモギ粉末を加えて、塩、胡椒で味を調える。②で取り出した落花生を混ぜる。

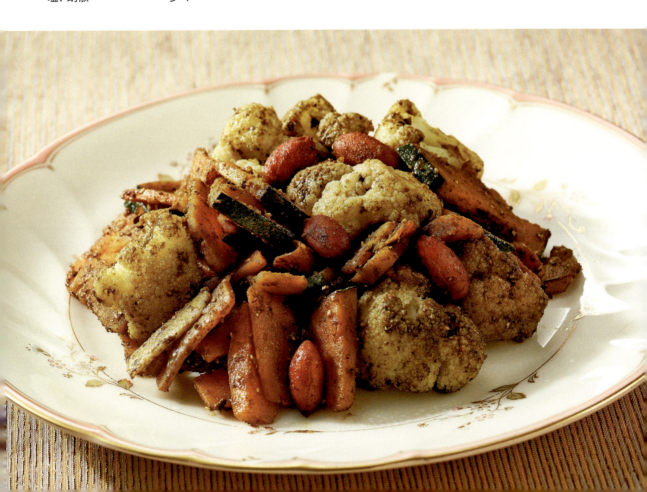

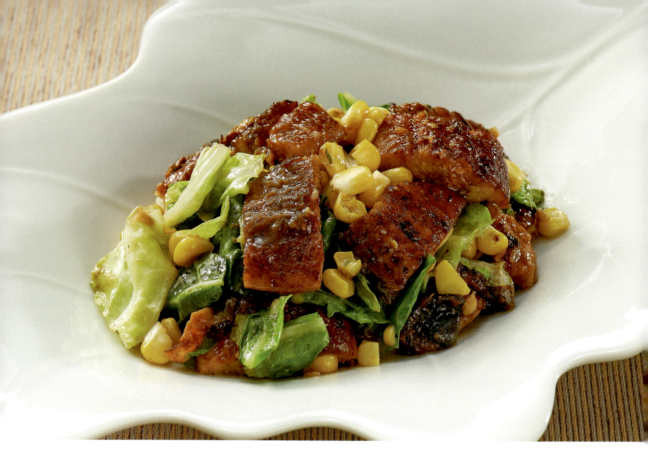

腎気虚証 ○ Recipe

鰻とキャベツの三七炒め

鰻は身体を温め、活血通絡の作用もあります。
キャベツは腎肝の気を補い、とうもろこしは利尿作用をもち、温性の三七は活血止血作用があるため、腎気虚証による不正出血や浮腫を改善します。

材料

- 鰻の蒲焼……………1尾
- キャベツ……………50g
- とうもろこし………1/2本
- 三七粉末……………1g
- 紹興酒………………大さじ1
- みりん………………大さじ1
- 醤油…………………小さじ2
- サラダ油……………適量
- 塩、山椒粉…………少々

作り方

① 鰻はひと口大に切る。フライパンに並べ、三七粉末、紹興酒、みりん、醤油をふって蒸し焼きにして取り出す。
② キャベツはひと口大に切る。生とうもろこしから粒を取る。
③ フライパンにサラダ油をひき、キャベツを炒める。とうもろこしを加えて、火が通ったら塩、山椒粉で味を調え、①を加える。

※生のとうもろこしを入手できない季節は缶詰で代用可能です。

腎陽虚証 Recipe

羊肉と葱の炒め物

不正出血 / 月経のトラブル

温性の羊肉は腎に入りやすく、胡桃とともに腎を補益し、強く補います。
葱、ピーマン、生姜、唐辛子、山椒を合わせることで身体を温める力が強くなります。
三七は温性で活血止血の作用があります。

材料

- 薄切り羊肉…200g
- 葱…1本
- ピーマン(赤・緑)…各1/2個
- 胡桃…20g
- 生姜薄切り…5枚
- 唐辛子…1本
- 山椒…1g
- 三七粉末…1g
- 紹興酒…大さじ2
- 醤油…大さじ1
- ごま油…小さじ2
- サラダ油…適量
- 片栗粉…適量
- 塩…少々

作り方

① 羊肉はひと口大に切る。葱は斜めに薄切りにする。ピーマンは千切りにし、湯通しする。生姜は千切りにする。胡桃は乾煎りし、細かく刻む。
② 羊肉に紹興酒、醤油、ごま油をふってよく混ぜてから片栗粉、三七粉末をまぶす。葱、生姜を加えて混ぜる。
③ 鍋にサラダ油をひき、山椒、唐辛子を弱火で炒める。山椒の香りが立ったら取り出し、冷ましてつぶす。
④ ③の油を熱し、②を入れ、手早く炒める。羊肉の色が変わったらピーマンを加え、火が通ったら③のつぶした山椒、唐辛子と胡桃を加え、塩で味を調える。

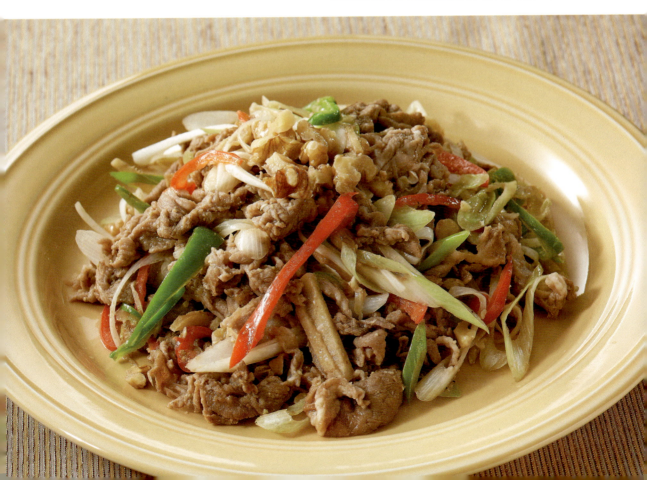

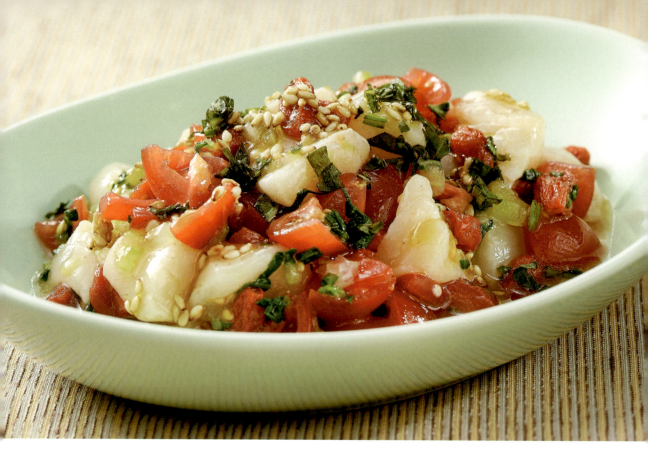

腎陰虚証 Recipe

ほたて貝とトマトのサラダ

ほたて貝、白ごま、枸杞子は滋陰補虚の作用によって陰血不足を補給し、
清熱類のトマトは陰虚による発熱を緩和。
チンゲン菜は涼性で熱を取り、不正出血を緩和します。

材料

刺身用ほたて貝……6個
ミニトマト…………6個
チンゲン菜…………1枚
枸杞子………………10g
バジル………………1枚
白ごま………………小さじ1
オリーブオイル、
白ワインビネガー…適量
塩、胡椒……………少々

作り方

①ほたて貝は4つ切り、ミニトマトは1cm角に切る。チンゲン菜は湯通ししてみじん切りにする。バジルもみじん切りにする。枸杞子を少量の白ワインビネガーで戻す。
②ボウルに①とオリーブオイル、塩、胡椒、白ごま、白ワインビネガーを入れ、混ぜ合わせる。

血瘀証 Recipe

なすのカレー

理血類のなす、黒木耳(くろきくらげ)、チンゲン菜は血流を促進します。
温性の赤ピーマンは身体を温め、玉葱は血流にかかわる気の巡りを、紅花(こうか)は血流を促進。
カレールーには温性のスパイスがたくさん入っているため、
なす、チンゲン菜の涼性を抑えながら血流を促進します。

材料

- なす………… 2個
- 黒木耳……… 5g
- チンゲン菜… 1株
- 赤ピーマン… 1個
- 玉葱………… 1個
- 紅花………… 1g
- 月桂葉……… 1枚
- 醤油………… 小さじ1
- カレールー… 1/4箱
- オリーブオイル… 適量

作り方

① なすを乱切りにし、赤ピーマンを1口大に切る。黒木耳は水で戻し、さいの目に切る。チンゲン菜をざく切りにする。玉葱はみじん切りにする。
② 鍋にオリーブオイルをひき、玉葱をしんなりするまでゆっくり炒める。なす、赤ピーマン、黒木耳を加えて軽く炒めたら、チンゲン菜、月桂葉、水500mlを加え、弱火でゆっくり煮る。
③ 紅花、カレールーを入れて煮詰め、醤油で味を調える。

不正出血 / 月経のトラブル

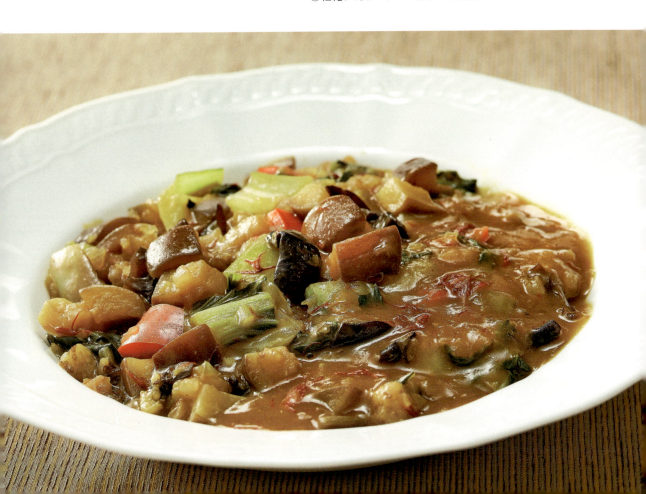

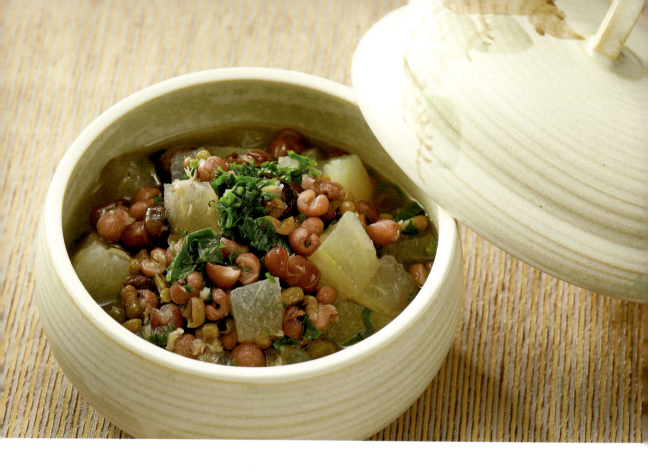

湿熱証 ◯ Recipe

冬瓜とはと麦豆の煮物

涼性の冬瓜、はと麦、緑豆は熱を冷まし、清熱利尿のはたらきがあります。同じく黒豆、小豆にも利尿作用があり、なずなには清熱止血作用があります。これらを合わせることで、湿熱を尿から排泄させます。

材料

冬瓜……………正味80g
はと麦…………15g
黒豆……………15g
小豆……………15g
緑豆……………15g
なずな…………2株
塩………………少々

作り方

①はと麦、黒豆、小豆は水500mlに一晩浸けておく。
②冬瓜をさいの目に切る。
③鍋に緑豆、①と①の水、②を入れ、弱火でゆっくり豆がやわらかくなるまで煮る。
④なずなは湯通ししてみじん切りにする。③に加え、塩で味を調える。

実熱証 Recipe

蓮根ときゅうりのスープサラダ

不正出血 / 月経のトラブル

微寒の牡丹皮は血熱を冷まして瘀血を取り除き、寒性の金銀花は熱邪を冷まして毒を取り除きます。寒性の蓮根は涼血散瘀の作用があります。涼性のきゅうりは清熱解毒によく使います。
これらを合わせることで実熱を取り、熱による不正出血を緩和します。

材料

- A
  - 牡丹皮 ……… 3g
  - 金銀花 ……… 3g
- 蓮根 ……… 100g
- きゅうり ……… 1本
- 米酢 ……… 大さじ2
- ごま油 ……… 小さじ2
- 塩 ……… 小さじ1/4

作り方

① Aを水400mlに30分間浸けて蓋をし、火にかけ沸騰したら弱火で20分間煎じて濾す。濾した液を冷ます。
② 蓮根の皮をむき、四つに切り、薄切りにする。酢水に5分間浸け、湯通しして水にさらす。
③ きゅうりは薄く輪切りにする。塩で軽く揉んで水気を絞る。
④ ボウルに②、③、米酢、ごま油を入れ混ぜ合わせ、塩で味を調える。
⑤ 深い皿に①の濾した液を注ぎ、④を盛る。

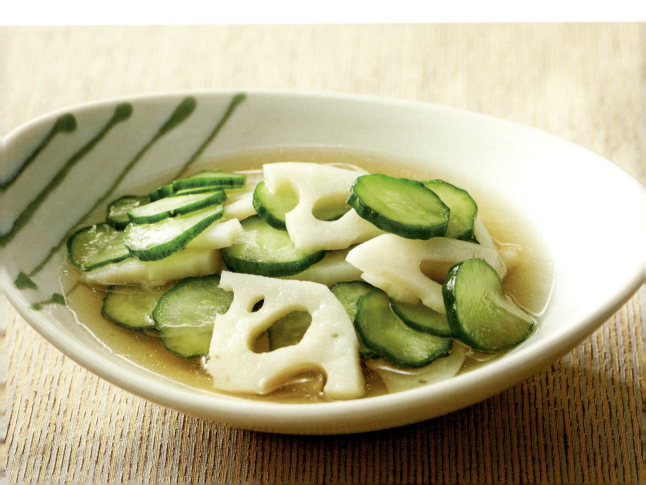

閉経

閉経とは、16才になってもまだ月経が来ないか、3ヵ月以上月経が停止することです。
通常、10才から12才ごろに初潮がみられ、その後は毎月順調に月経が来ますが、
途中で月経が止まってしまうことがあります。
原因はさまざまですが、無理なダイエットなども月経が止まる原因のひとつ。
日本での「閉経」とは一般的に更年期に月経が終了することをさしますが、
これは中医学での「絶経」にあたります。

気血虚弱証 …… 薬膳処方（料理）: 紅花入り鶏肉とにんじんの煮物 (p.60)

症状
- 月経周期：周期が延長、次第に月経が止まる
- 経　　血：減少、淡紅色、質が希薄（成分が少なくさらさらしている）
- 全　　身：疲れ、全身の無気力、食欲不振、めまい、かすみ目、動悸、
息切れ、顔色萎黄（つやがなく黄色い）
- 舌／脈：舌質淡、舌苔薄白／細、弱、無力

治法 益気養血 調経

方薬 人参養栄湯

成　　分：人参、黄耆、白朮、当帰、桂心、甘草、橘皮…各30g／熟地黄…9g／遠志…15g
白芍…90g／五味子、茯苓…各4g

出　　典：『太平恵民和剤 局方』

腎気虧損証 …… 薬膳処方（料理）: 鹿肉の煮込み (p.61)

症状
- 月経周期：初潮の遅れ、月経が遅れる、月経が止まる
- 経　　血：増加または減少、色は暗い、質が希薄
- 全　　身：疲れ、無力感、めまい、耳鳴り、足腰のだるさ、夜尿の増加
- 舌／脈：舌質淡、舌苔薄白／沈、細

治法 補腎益気 調経

方薬 加減蓯蓉菟絲子丸

成　　分：熟地黄、肉蓯蓉、覆盆子、当帰、枸杞子、桑寄生、菟絲子、艾葉…各等分

出　　典：『中医婦科治療学』

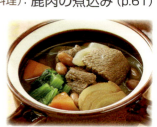

閉経

陰虚血燥証　　　薬膳処方（料理）：双子牡蠣煮（p.62）

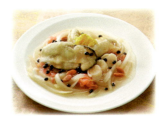

症状
- 月経周期：月経が遅れるか止まる
- 経　　血：減少、赤色、粘稠
- 全　　身：頬の赤み、口渇（のどの渇き）、空咳、喀血、寝汗、五心煩熱（手足の裏と心の熱感）、微熱
- 舌／脈：舌質紅、舌苔少／細数

治法　養陰清熱 調経

方薬　加減一陰煎

- 成　　分：生地黄、白芍、麦門冬…各6g／熟地黄…9～15g／炙甘草…1.5～2.1g／知母、地骨皮…各3g
- 出　　典：『景岳全書』

気滞血瘀証　　　薬膳処方（料理）：玉葱の姜黄煮（p.63）

症状
- 月経周期：月経が止まる
- 経　　血：増加または減少、紫暗色、血の固まり
- 全　　身：胸脇や乳房の張りと痛み、うつ状態、触るとひどくなる小腹部の張りと痛み、煩躁（落ち着きがない）、怒りっぽい
- 舌／脈：舌質暗紅、瘀点／沈、弦

治法　行気活血通経

方薬　血府逐瘀湯

- 成　　分：桃仁…12g／紅花、当帰、生地黄、牛膝…各9g／枳殻、赤芍…各6g／川芎、桔梗…各5g／柴胡、炙甘草…各3g
- 出　　典：『医林改錯』

痰湿阻滞証　　　薬膳処方（料理）：里芋の花煮かぶ添え（p.64）

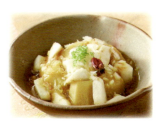

症状
- 月経周期：月経が遅れるか止まる
- 経　　血：減少、色が薄く粘稠
- 全　　身：肥満、胸のつかえ、疲れ、全身の無気力、食欲不振、痰が多い、おりものが増加・白色
- 舌／脈：舌苔膩／滑

治法　健脾燥湿化痰、活血 調経

方薬　四君子湯と蒼附導痰丸を合わせる

- 成　　分：四君子湯：人参、炙甘草…各6g／白朮、茯苓…各9g
　　　　　　蒼附導痰丸：蒼朮、香附子…各100g／陳皮、茯苓…各75g／胆南星、枳殻、半夏、神曲…各50g
- 出　　典：四君子湯『太平恵民和剤局方』／蒼附導痰丸『葉天士女科診治秘方』

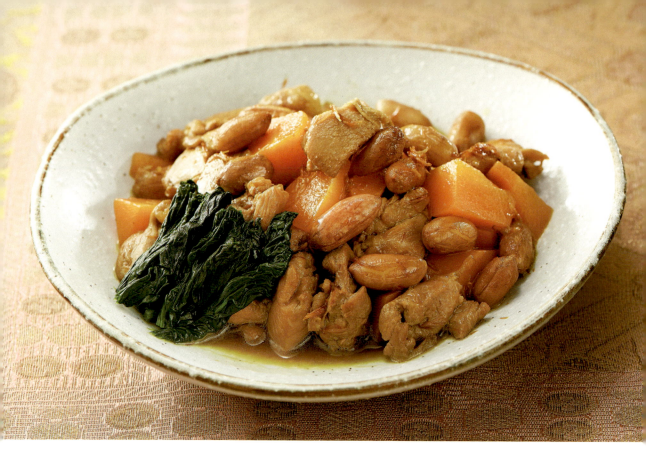

気血虚弱証 Recipe

紅花入り鶏肉とにんじんの煮物

鶏肉は補養気血のためによく使います。
にんじん、ほうれん草、落花生は血を養う食材で、これらを合わせることで気と血を一緒に補益できます。
さらに、紅花を加えることで身体を温め活血作用を促進、月経が順調になります。

材料

- 鶏もも肉……………100g
- にんじん……………100g
- 紅花…………………2g
- ほうれん草…………2株
- 落花生………………50g
- 葱……………………3cm
- 生姜薄切り…………3枚
- 紹興酒、サラダ油、醤油…各大さじ1
- ごま油………………小さじ1
- 塩、胡椒……………少々

作り方

①鶏もも肉はひと口大に切り、紹興酒、醤油で下味をつける。
②にんじんは皮をむき、乱切りにする。葱は小口切りにする。ほうれん草は湯通しして2cmの長さに切る。
③熱した鍋にサラダ油をひき、①を軽く炒めたら葱、生姜、落花生、紅花、にんじん、水200mlを加えて中火で煮る。汁を煮詰め、塩、胡椒、ごま油で味を調える。
④器に③を盛り、ほうれん草を添える。

腎気虧損証 Recipe

鹿肉の煮込み

鹿肉は補益壮陽作用があり、腎気を強く補い、血脈を調節します。
にんじん、落花生は血を養い、当帰は血を補養しながら活血作用も発揮。
小松菜は陰液を滋養します。
これらを合わせることで腎気と血脈を補益しながら血流を促進し、月経が順調になります。
圧力鍋がない場合は、厚手の鍋で1時間煮ます。

閉経 / 月経のトラブル

材料

- 鹿肉………200g
- にんじん……80g
- 落花生………50g
- 玉葱…………1個
- 小松菜………2株
- 花椒…………2g
- 肉桂…………3g
- 八角茴香……3かけ
- 当帰…………5g
- 生姜薄切り…5枚
- サラダ油……大さじ2
- 紹興酒………大さじ2
- 醤油…………大さじ1
- 塩……………小さじ1/4
- 胡椒…………少々

作り方

① 鹿肉はひと口大に切る。にんじんは皮をむき、乱切りにする。玉葱はくし型切りにする。小松菜は湯通しして2cmの長さに切る。
② 圧力鍋にサラダ油をひき、鹿肉を軽く炒めてから、にんじん、小松菜、塩、胡椒以外の材料、材料がかぶる程度の水を入れ、圧力をかけて30分間弱火で煮る。
③ 圧力鍋の蓋に水を流して冷ます。冷めたら蓋を開け、肉桂、八角茴香、当帰、生姜を取り出してにんじんを加えて中火で煮詰め、塩、胡椒で味を調える。
④ 器に③を盛り、小松菜を添える。

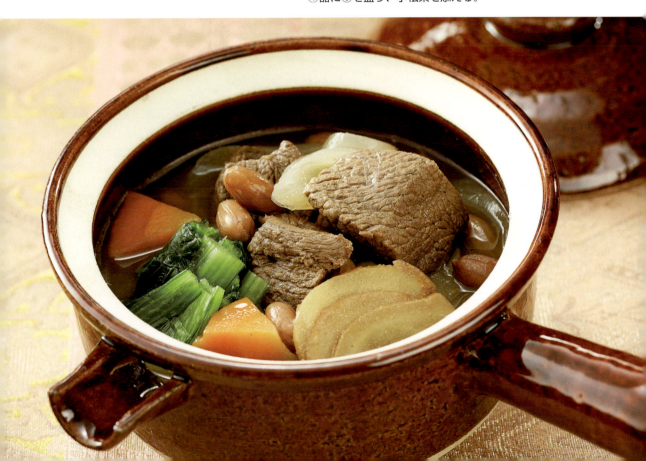

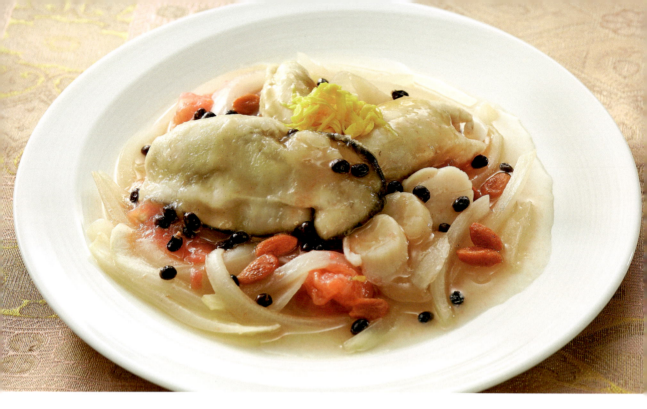

陰虚血燥証 Recipe

双子牡蠣煮
(そうしかき)

平性の枸杞子、ほたて貝と牡蠣は陰液を滋養します。
涼性の女貞子は陰虚による熱を、菊は陰虚による肝熱を取り除きます。
菊は入手しやすい食用菊がおすすめ。
トマトは肝熱を取りながら、熱による汗やのどの渇きを改善します。

材料

枸杞子	6g
女貞子	3g
生牡蠣	2個
ほたて貝	8個
食用菊	1個
トマト(中)	1個
玉葱	1/2個
片栗粉	大さじ3
小麦粉	大さじ1
オリーブオイル	大さじ1
重曹	小さじ1/2
塩、胡椒	少々

作り方

①枸杞子、女貞子は少量の水で戻す。

②ほたて貝の両面に片栗粉をまぶす。生牡蠣は、小麦粉で揉んでから洗い、水気を取る。

③玉葱は薄切りにし、トマトはくし型切りにする。食用菊の花びらを取り、半分の量を沸騰した酢水で湯通しする。水にさらし、軽く絞る。

④熱したフライパンにオリーブ油をひき、ほたて貝の両面を軽く焼いてから取り出す。

⑤水気を取った牡蠣に片栗粉と重曹を混ぜたものをまぶし、④のフライパンで軽く焼いて取り出す。

⑥同じフライパンで玉葱をしんなりするまで炒め、トマトを加え、少し炒めてから①、④、⑤を加えて蓋をして5分間ほどトマトの水分で煮る。焦げないように注意する。

⑦残りの食用菊を入れ、1〜2分間煮て蒸らす。塩、胡椒で味を調える。③の食用菊を飾る。

気滞血瘀証 Recipe

玉葱の姜黄煮

閉経 / 月経のトラブル

理気類の玉葱、グリーンピースは気の巡りを促進。姜黄、紅花は血流を促進する活血化瘀作用のある食薬です。鶏肉は気血を補益します。これらを合わせることによって気と血が生成され、巡りがよくなり、気滞血瘀を緩和。閉経が改善します。

材料

- 玉葱…………2個
- 姜黄…………6g
- 紅花…………1g
- 鶏ひき肉……80g
- グリーンピース…50g
- 片栗粉………小さじ1
- 紹興酒………小さじ1
- 醤油…………小さじ1
- 小麦粉………適量
- 塩……………少々

作り方

① 玉葱の上1/3を切り、中身をくり抜いてから小麦粉をまぶす。
② くり抜いた1個分の中身をみじん切りにする。
③ 鶏ひき肉に紹興酒、醤油、片栗粉、②を加えて混ぜ、①に詰める。
④ 深い鍋に水で戻した姜黄、紅花、③、材料がかぶる程度の水を入れ、玉葱がやわらかくなるまで強〜中火で煮る。塩で味を調え、茹でたグリーンピースを加える。

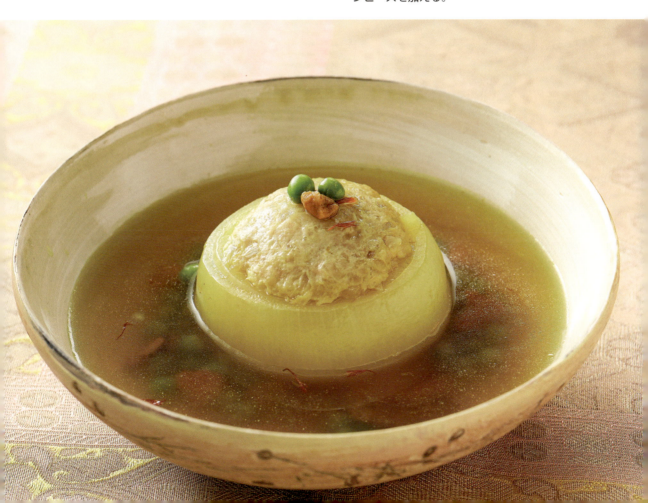

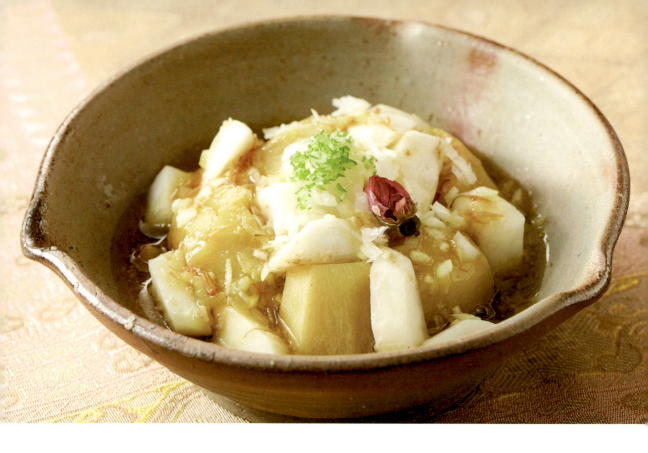

痰湿阻滞証 Recipe

里芋の花煮かぶ添え

里芋は化痰軟堅の作用があり、月経を止める痰湿を取り除きます。
紅花には活血通経作用が、玫瑰花には理気による活血作用があり、
唐辛子と葱の辛味は気の巡りと血の流れを促進します。
これらを合わせることで化痰活血調経となり、痰湿阻滞による閉経が改善します。

材料

里芋（小）	8個
かぶ	1個
紅花	1g
玫瑰花	1g（約3個）
生姜みじん切り	6g
唐辛子	1本
葱	5cm
サラダ油	小さじ1
醤油	大さじ1
塩	少々

作り方

①紅花は水100mlで戻す。玫瑰花は2個乾煎りし、粉末にする。
②里芋、かぶの皮をむき、かぶはさいの目に切る。葱はみじん切りにする。
③深い鍋に里芋、紅花と紅花を戻した水、残りの玫瑰花、唐辛子、半量の生姜と葱、水100mlを入れ、里芋がやわらかくなるまで強〜中火で煮る。醤油で味を調える。
④熱したフライパンにサラダ油をひき、残りの生姜、かぶを炒める。塩で味を調えて器に盛り、その上から玫瑰花以外の③をかける。残りの葱と玫瑰花の粉末を散らし、玫瑰花を添える。

妊娠のトラブルに対する薬膳レシピ

つわり・流産

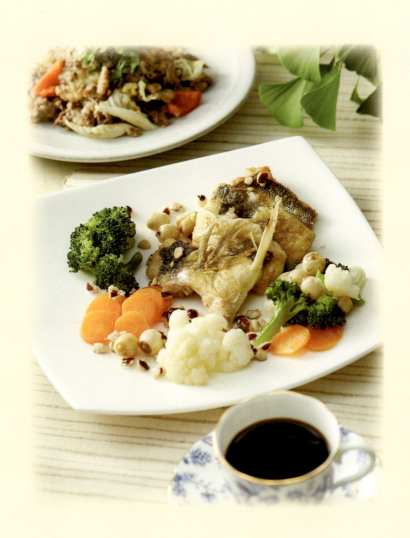

つわり

つわりとは、妊娠すると現れる吐き気、嘔吐、めまい、無気力、食欲不振などの症状です。
これは妊娠初期によくみられ、ほとんどの場合3ヵ月を過ぎると改善します。
薬膳は、食事により症状の緩和を図ることを目的としています。
妊娠期間に何かしらの症状が現れたときは、必ず医師の指示に従ってください。

脾胃虚弱証 ……… 薬膳処方(料理)：人参紫蘇茶 (p.67)

- **症状**
  - 全　　身：妊娠初期の吐き気、嘔吐、食べられないか食べてもすぐに吐き出す、味が感じられない、全身の無気力、疲れ、胃腹部の張り
  - 舌／脈：舌質淡白、舌苔白／緩、滑、無力
- **治法**　補気健脾、和胃止嘔
- **方薬**　香砂六君子湯
- 成　　分：人参、半夏、甘草…各5g／白朮、茯苓、生姜…各10g／陳皮、砂仁…各4g／木香…3.5g
- 出　　典：『名医方論』

肝胃不和証 ……… 薬膳処方(料理)：薄荷レモン茶 (p.68)

- **症状**
  - 全　　身：妊娠初期の吐き気、酸っぱい液や苦い液の嘔吐、脂もののにおいを嫌がる、口渇(のどの渇き)、口の苦み、頭の張り、めまい、胸脇部の張りと痛み、ため息
  - 舌／脈：舌質淡紅、舌苔微黄／弦、滑
- **治法**　清肝和胃止嘔
- **方薬**　橘皮竹筎湯
- 成　　分：橘皮、竹筎…各12g／生姜…9g／大棗…5個／炙甘草…6g
- 出　　典：『金匱要略』

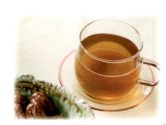

つわり

脾胃虚弱証 ◯ Recipe

人参紫蘇茶
（にんじんしそ）

紫蘇梗とは紫蘇の茎の生薬。
寛胸利膈、順気安胎作用をもち、胃のもたれ、吐き気、嘔吐、腹部の張りに使います。
吉林人参は気を補います。

妊娠のトラブル

材料
- 吉林人参　　　　6g
- 乾燥紫蘇梗　　　3g
- 陳皮　　　　　　3g
- 生姜薄切り　　　1枚
- 紅茶葉　　　　　3g

作り方
① 吉林人参、乾燥紫蘇梗、陳皮を水300mlに30分間浸け、生姜を加える。火にかけ沸騰したら中火で15分間煎じ、火を止める。10分間蒸らしてから濾す。
② ①の残った中身に湯200mlを入れ、10分間蒸らしてから濾す。
③ ①と②の濾した液を合わせて沸騰させる。
④ 急須に紅茶葉を入れ③を注ぎ、3分間蒸らしてから濾して飲む。

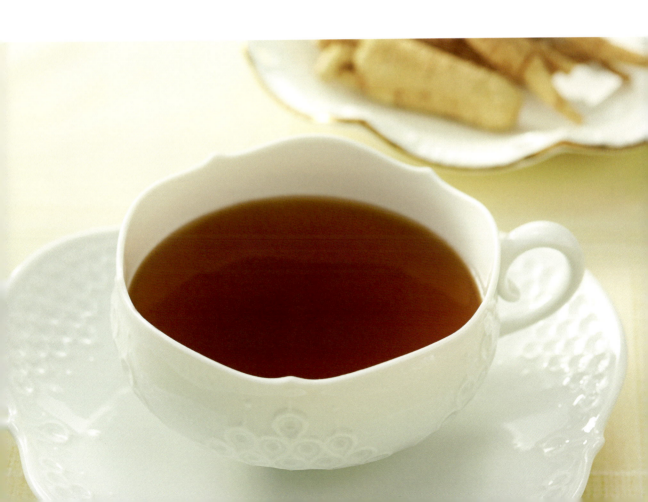

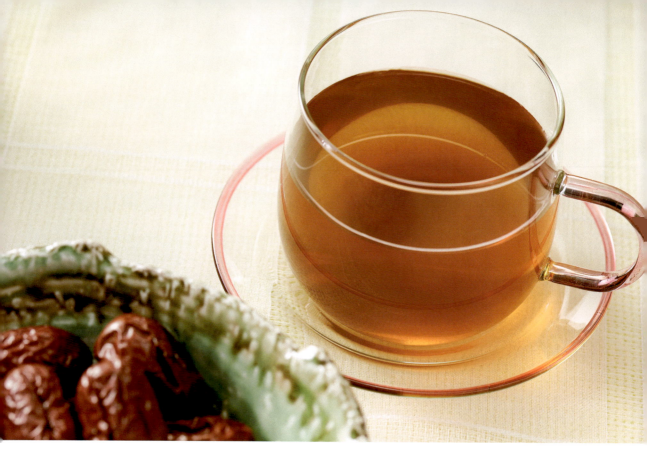

肝胃不和証 Recipe

薄荷レモン茶

肝胃不和に対し、理気作用のある薄荷やレモンを使うことで、疏肝和胃のはたらきをします。大棗は補気するとともに、その甘みで飲みやすくなります。

材料

薄荷……………………3g
レモン薄切り……………1枚
大棗（種を取る）…………3個

作り方

①大棗は300mlの水で戻す。火にかけ沸騰したら中火で15分間煎じる。

②薄荷を加え、再び沸騰させてから火を止める。10分間蒸らしてから濾す。レモン輪切り1枚を加えて飲む。濾した残りに湯を注いで1日中飲むことができる。

流産

「切迫流産（前兆流産）」は、妊娠期間中に陰道から出血し、時に腰のだるさや腹痛をともなう病症です。中医学では切迫流産を「胎漏（たいろう）」、「胞漏（ほうろう）」、「漏胎（ろうたい）」といいます。

また、「胎動不安」とは、妊娠期間中に腰のだるさ、腹痛、下腹部の下墜感（重く下垂する感覚）などがみられ、陰道から少量の出血をともなう状態です。

「滑胎（かったい）」とは3回以上流産することをさし、妊娠が難しくなります。

流産の原因には妊娠期間中の病気、過労、性交、けがなどがあげられます。

『傅青主女科（ふせいしゅじょか）』には"盖胃土非心火不能生，脾土非腎火不能化。心腎之火衰，則脾胃失生化之権，即不能消水穀以化精微矣。既不能化水穀之精微，自无津液以灌漑于胞胎之中，欲胞胎有温暖之気以养胚胎，必不可得。縦然受胎，而帯脉无力，亦必堕落"とあります。

これは、「心は火に属し、腎に命門の火がある。心火・腎火によって脾胃を温め、腐熟・運化のはたらきをして、水穀精微を作る。今、心腎の陽気不足で温めるはたらきが低下し、脾の水穀精微を作ることが不可能となるため、子宮（胞）と胎児を温め、滋養することができない。妊娠しても安胎することができず、流産する」ということです。

妊娠のトラブル

気血虚弱証（きけつきょじゃくしょう） ……… 薬膳処方(料理)：杜仲（とちゅう）鶏肉と干しぶどうの煮物(p.72)

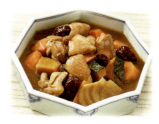

症状

- 全　　身：習慣性流産、妊娠中の出血（淡紅色・薄い・少量）、下腹部の陣痛、めまい、かすみ目、疲労感、無力感、顔色が白い、動悸、息切れ、腰のだるさ
- 舌／脈：舌質淡、舌苔薄白／細、弱

治法　益気養血安胎（えっきようけつあんたい）

方薬①　泰山磐石散（たいざんばんじゃくさん）

- 成　　分：人参、当帰（とうき）、白芍（びゃくしゃく）、熟地黄（じゅくじおう）、続断（ぞくだん）、黄芩（おうごん）…各3g／黄耆（おうぎ）、白朮（びゃくじゅつ）、糯米（もちごめ）…各6g／炙甘草（しゃかんぞう）、川芎（せんきゅう）、砂仁（しゃじん）…各2g
- 出　　典：『景岳全書（けいがくぜんしょ）』

方薬②　胎元飲（たいげんいん）

- 成　　分：人参、白芍、熟地黄…各6g／当帰、杜仲、白朮…各9g／陳皮（ちんぴ）、炙甘草…各3g
- 出　　典：『景岳全書』

69

脾腎虚弱証 ·········· 薬膳処方（料理）：焼き鱸の鹿茸風味蓮の実添え (p.73)

症状

全　　身：習慣性流産、腰と膝のだるさ、下腹部の鈍痛と下垂感、
　　　　　顔色萎黄（つやがなく黄色い）、頬のシミ、食欲不振、
　　　　　めまい、耳鳴り、頻尿感、夜尿、軟便

舌／脈：舌質淡、舌体胖大／沈、細、滑、尺脈、弱

治法　補腎益脾安胎

方薬　安奠二天湯

成　　分：人参、熟地黄、白朮…各30g／山薬、山茱萸、扁豆…各15g／炙甘草…3g／杜仲…9g／
　　　　　枸杞子…6g

出　　典：『傅青主女科』

腎陽虚証 ·········· 薬膳処方（料理）：孜然と羊肉と胡桃の炒め物 (p.74)

症状

全　　身：妊娠中の出血（暗淡色・少量）、腰のだるさ、下腹部の陣痛、
　　　　　眼のまわりや顔色が黒くなる、耳鳴り、めまい、四肢の冷え、
　　　　　夜間の頻尿

舌／脈：舌質淡、暗、舌苔白／沈、細、滑、尺脈、弱

治法　温陽補腎安胎

方薬①　寿胎丸

成　　分：菟絲子…120g／桑寄生、続断、阿膠…各60g

出　　典：『医学衷中参西録』

方薬②　補腎固衝丸

成　　分：菟絲子…250g／川続断、白朮、鹿角霜、巴戟天、枸杞子…各90g／熟地黄、砂仁…各150g／
　　　　　党参、阿膠、杜仲…各120g／当帰…60g／大棗…50個

出　　典：『中医学新編』

腎陰虚証 ·········· 薬膳処方（料理）：ほたて貝とたこと杜仲のスープ (p.75)

症状

全　　身：習慣性流産、腰と膝のだるさ、踵の痛み、めまい、耳鳴り、
　　　　　五心煩熱（手足の裏と心の熱感）、顔の赤み、便秘

舌／脈：舌質紅、舌苔少／細、数

治法　補腎填精、固衝安胎

方薬　育陰湯

成　　分：熟地黄、白芍、山茱萸、海螵蛸、続断、桑寄生、阿膠、亀板、女貞子、山薬、杜仲、牡蠣…各等分

出　　典：『百霊婦科』

血熱証 ……薬膳処方（料理）：二至地黄茶（p.76）

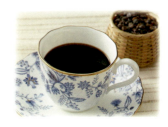

流産

妊娠のトラブル

[症　状]
全　　身：習慣性流産、妊娠中の出血（鮮紅色か深紅色、粘稠）、
　　　　　腰のだるさ、顔や唇の赤み、口の苦み、口乾（のどの乾燥）、
　　　　　精神不安、濃い尿、便秘
舌／脈：舌質紅、舌苔黄／弦、滑、数

[治　法]　清熱涼血安胎

[方薬①]　保陰煎と二至丸を合わせる
成　　分：保陰煎：生地黄、熟地黄、白芍…各6g／山薬、続断、黄芩、黄柏…各4.5g／生甘草…3g
　　　　　二至丸：女貞子、旱蓮草…各15g
出　　典：保陰煎『景岳全書』／二至丸『医方集解』

[方薬②]　当帰散
成　　分：当帰、黄芩、白芍、川芎…各210g／白朮…105g
出　　典：『金匱要略』

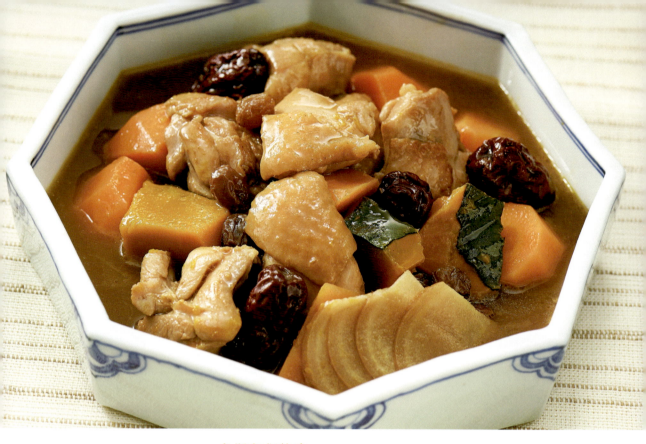

気血虚弱証 ○ Recipe

杜仲鶏肉と干しぶどうの煮物

腎気を補う杜仲、続断、菟絲子、桑寄生は安胎作用もあります。
気を補う吉林人参、鶏肉、南瓜、大棗と、血を養う干しぶどう、にんじんを合わせることで気血の生成を促進。
干しぶどうは養血安胎の効果もあるため、これらを合わせることで益気養血安胎作用を発揮します。

材料

- 杜仲……10g
- 続断……10g
- A 菟絲子……6g
- 桑寄生……10g
- 吉林人参……6g
- 鶏もも肉……150g
- 干しぶどう……15g
- 南瓜……80g
- にんじん……100g
- 大棗(種を取る)……4個
- 生姜薄切り……5枚
- サラダ油、紹興酒……各大さじ1
- 醤油……大さじ2
- ごま油……適量

作り方

① Aを水500mlに30分間浸ける。火にかけ沸騰したら弱火で1時間煎じて濾す。
② 南瓜はひと口大に切る。にんじんは皮をむき、乱切りにする。干しぶどう、大棗は水で戻す。
③ 鶏もも肉はひと口大に切り、紹興酒、醤油各大さじ1をふって下味をつける。
④ 鍋にサラダ油をひき、③を軽く焼いて取り出す。
⑤ ④の鍋で南瓜を軽く焼く。
⑥ ⑤に①、②、④、生姜と水300mlを加えて南瓜がやわらかくなるまで煮る。醤油大さじ1を加え、混ぜ合わせる。最後にごま油を垂らす。

脾腎虚弱証 Recipe

焼き鱸の鹿茸風味蓮の実添え

流産 / 妊娠のトラブル

補気類の鱸は補益脾胃、滋補肝腎作用と安胎作用があります。
鹿茸は腎陽を温めて補い、ブロッコリーとカリフラワーも脾腎を補益。
蓮の実、茨実は補脾益腎固精の作用があります。脾と腎が健康になると胎児を守ることができます。

材料

- 鱸……………………2切れ
- 鹿茸…………………10g
- 蓮の実………………10g
- 茨実…………………6g
- ブロッコリー………60g
- カリフラワー………40g
- にんじん……………50g
- にんにく……………1かけ
- オリーブオイル……大さじ1
- 片栗粉………………適量
- 塩、胡椒……………少々

作り方

① 鹿茸、蓮の実、茨実を水に一晩浸ける。火にかけ蓮の実、茨実がやわらかくなるまで煮る。
② 鱸に塩、胡椒をふり、片栗粉をまぶしておく。ブロッコリーとカリフラワーはひと口大に切る。にんじんは皮をむき、輪切りにする。にんにくはみじん切りにする。
③ ブロッコリー、カリフラワー、にんじんを湯通しする。
④ 鍋にオリーブオイルをひき、鱸の両面を焼いてから皿に取り出す。
⑤ ④の鍋でにんにくを香りが立つまで炒め、①の蓮の実、茨実、③を加えて炒め、塩で味を調える。鱸を加えて炒め混ぜ、皿に盛りつける。

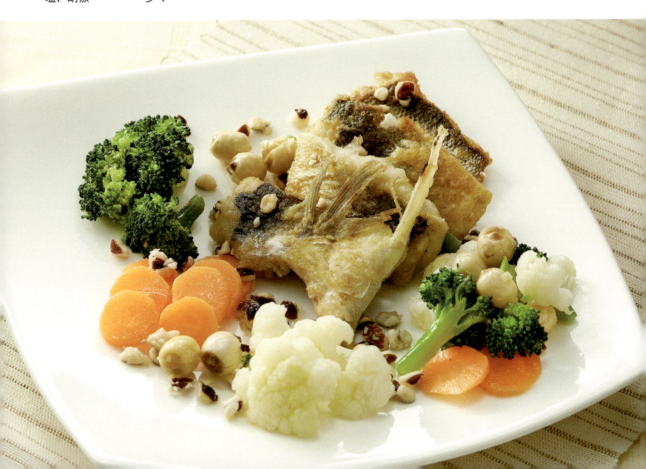

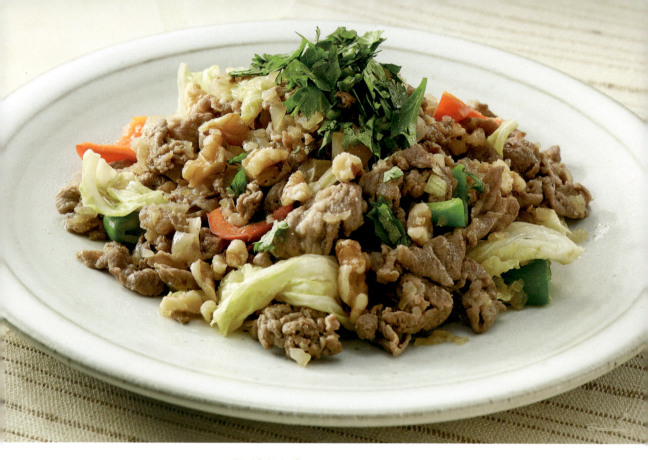

腎陽虚証 Recipe

孜然と羊肉と胡桃の炒め物

羊肉と胡桃は腎陽を補い、身体を温め、玉葱、香菜は身体を温めながら気を巡らせます。
キャベツは腎気を補益します。
孜然はクミンシードのこと。ほかの食材とともに身体を温めます。

材料

- 薄切り羊肉 …………… 200g
- 胡桃 …………………… 30g
- 玉葱 …………………… 1/2個
- キャベツ(中央のやわらかい葉) … 50g
- ピーマン(緑・赤) ……… 各1/4個
- 孜然粉末 ……………… 適量
- 孜然 …………………… 小さじ1
- 香菜 …………………… 1束
- サラダ油、紹興酒、醤油 … 各大さじ1
- 片栗粉、塩、胡椒 ……… 少々

作り方

①羊肉は半分に切り、紹興酒、醤油、胡椒、孜然粉末をふって下味をつける。

②玉葱はみじん切り、ピーマンは乱切り、キャベツはざく切りにしてそれぞれ湯通しする。胡桃は乾煎りし、刻む。香菜はみじん切りにする。

③鍋にサラダ油をひき、孜然を香りが立つまで炒め、取り出す。

④③の鍋で①を炒める。色が変わったら、玉葱、キャベツ、ピーマンを加える。塩で味を調えて胡桃、香菜を散らす。

腎陰虚証 Recipe

ほたて貝とたこと杜仲のスープ

流産

妊娠のトラブル

滋陰類と助陽類の食薬を合わせることで、腎精を補うことができます。
滋陰類のほたて貝、銀耳、アスパラガス、枸杞子と養血類のたこ、助陽類の杜仲を組み合わせて
補腎填精、固衝安胎を図ります。

材料

ほたて貝	4個
茹でだこ	30g
杜仲	10g
銀耳	5g
アスパラガス	1本
枸杞子	6g
片栗粉	適量
薄荷	適量
塩、胡椒	少々

作り方

① 杜仲は水500mlに2時間浸ける。火にかけ沸騰したら弱火で30分間煎じて濾す。
② アスパラガスは斜め薄切り、たこは薄切りにする。銀耳は水で戻しやわらかくなるまで煮る。枸杞子は少量の水で戻す。
③ ①の濾した液にほたて貝、たこ、アスパラガス、枸杞子を入れて煮る。火が通ったら銀耳を加え、塩、胡椒で味を調える。水溶き片栗粉でとろみをつけ、薄荷を飾る。

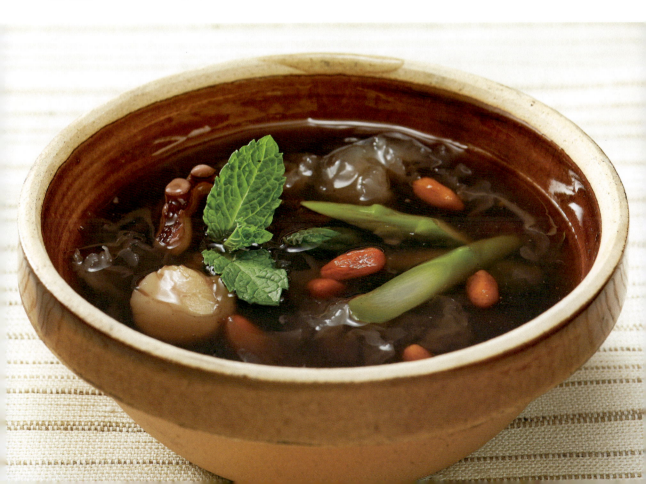

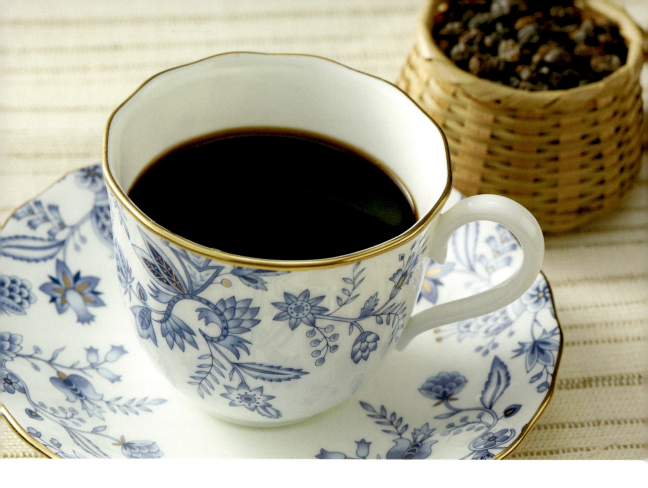

血熱証 Recipe
二至地黄茶(にしじおう)

滋陰類の女貞子(じょていし)と旱蓮草(かんれんそう)には、滋陰養肝益腎(じいんようかんえきじん)と涼血止血(りょうけつしけつ)の作用があります。
清熱類の生地黄(しょうじおう)は涼血止血作用、養血類の熟地黄(じゅくじおう)は養血滋陰作用(ようけつじいん)があり、大棗(たいそう)は補気養血(ほきようけつ)で薬性を調和。
これらを合わせることで血熱による妊娠中の出血などの症状を抑え、清熱 涼 血安胎(せいねつりょうけつあんたい)を図ります。

材 料

女貞子……………6g
旱蓮草……………6g
生地黄……………6g
熟地黄……………6g
大棗（種を取る）………4個

作り方

①土鍋にすべての材料を入れ、水300mlに1時間浸ける。火にかけ沸騰したら弱火で30分間煎じて濾す。
②①の残った中身に水300mlを入れ、①と同様に煎じて濾す。
③①と②の濾した液を合わせて飲む。

産後のトラブルに対する薬膳レシピ

缺乳・産後諸症

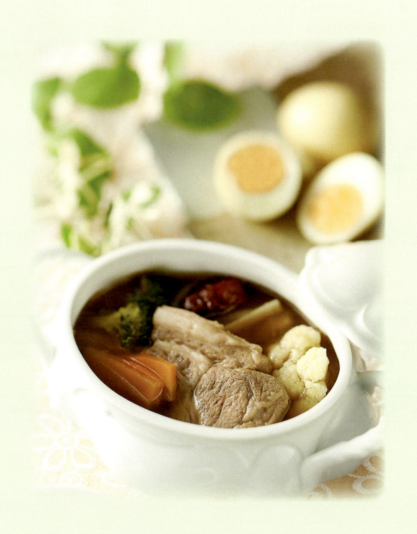

缺乳
けつにゅう

産後の授乳期に、母乳（乳汁）が極端に少なくなったり、まったく出なくなる状態を中医学では「**缺乳**」または「**産後乳汁不足**」とよびます。

気血虚弱証 …………… 薬膳処方（料理）：豚足の通草絲瓜絡煮 (p.79)

症状

- 乳　　汁：少ない、あるいはまったく出ない、
　　　　　　質が希薄（成分が少なくさらさらしている）
- 全　　身：乳房がやわらかく張りがない、顔色に艶がない、倦怠感、無力感
- 舌／脈：舌質淡、舌苔薄白／細、弱

治法　補気養血、通乳

方薬　通乳丹

- 成　　分：人参、生黄耆…各30g／当帰…60g／麦門冬…15g／木通、桔梗…各0.9g／
　　　　　　七孔猪蹄…2個
- 出　　典：『傅青主女科』

肝鬱気滞証 …………… 薬膳処方（料理）：鮒とえんどう豆のスープ (p.80)

症状

- 乳　　汁：少なく、ひどいとまったく出ない、粘稠
- 全　　身：乳房の腫脹・硬結・痛み、胸脇部の張り、抑鬱、食欲不振
- 舌／脈：舌苔薄黄／弦または弦滑

治法　疏肝解鬱、通絡下乳

方薬　下乳湧泉散

- 成　　分：当帰、川芎、天花粉、白芍、生地黄、柴胡…各30g／
　　　　　　青皮、漏芦、桔梗、木通、白芷、通草…各15g／穿山甲…45g／王不留行…90g／甘草…7.5g
- 出　　典：『清太医院配方』

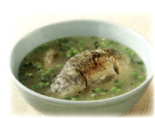

気血虚弱証 ● Recipe

豚足の通草絲瓜絡煮

缺乳

豚足には補血通乳作用が、通草には利尿通乳作用があるため、昔から産婦によく使われます。スープを飲むだけでなく豚足を食べることもでき、とくに母乳不足の時に使いたい食材です。

絲瓜絡は完熟したへちまの果実の繊維で、ヘチマたわしの材料としても有名。祛風通絡、活血下乳のはたらきがあり、産後の母乳が少ないときに使います。

養血作用のある落花生は豚足の補血作用を高め、山薬は血を作る気を補います。大棗は気を補いながら血を養う作用もあります。

産後のトラブル

材料

- 豚足……………1個
- 通草……………10g
- 絲瓜絡…………10g
- 落花生…………50g
- 乾燥山薬………15g
- 大棗(種を取る)…6個
- 陳皮……………6g
- 肉桂……………3g
- 八角茴香………2かけ
- 山椒……………3g
- 月桂葉…………1枚
- 紹興酒、醤油…各大さじ2
- 塩、胡椒………少々

作り方

①豚足は茹でてから洗い、残った毛を取る。ティーバッグに肉桂、八角茴香、山椒を入れる。

②鍋に①、通草、絲瓜絡、落花生、山薬、大棗、陳皮、月桂葉、紹興酒、たっぷりの水を入れる。火にかけ沸騰したら、豚足がやわらかくなるまで弱火でゆっくり煮込む。①のティーバックを取り出して醤油を加え、最後に塩、胡椒で味を調える。

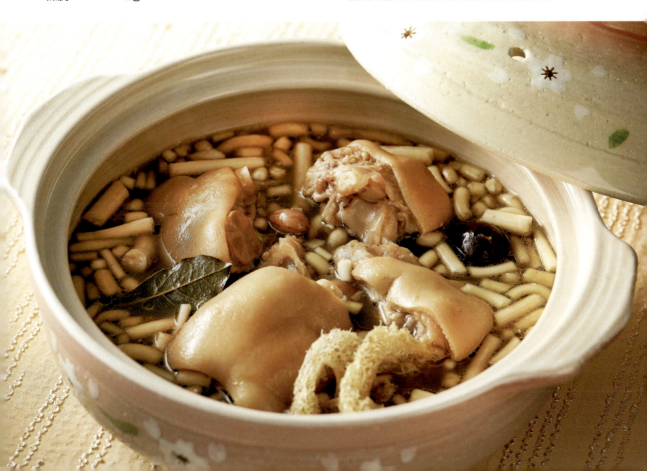

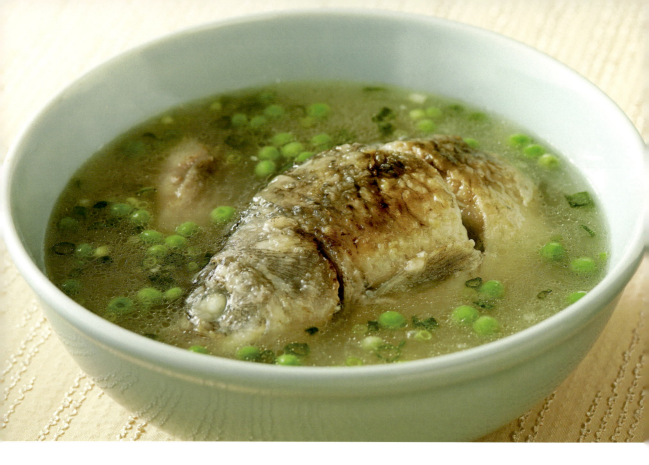

肝鬱気滞証　Recipe
鮒とえんどう豆のスープ

　鮒は健脾通乳、えんどう豆は和中下気、補益のはたらきがあり、通草は利尿通乳作用があります。らっきょうは通陽散結、行気導滞作用があるので、これらを合わせてスープを作り、産婦に食べさせます。鮒の代わりに鯉もよく使います。通草は入れなくてもかまいません。

材料

- 鮒……………………500g
- えんどう豆…………30g
- 乾燥らっきょう………15g
- 通草…………………20g
- 万能葱………………1本
- 生姜薄切り……………5枚
- 片栗粉、サラダ油、塩…少々

作り方

①通草、らっきょうを水1000mlに30分間浸ける。蓋をして火にかけ、20分間煎じて濾す。万能葱は小口切りにする。

②鮒はうろこを引き、えらと内臓を取り出してきれいに洗う。キッチンペーパーで鮒の水気を取り、身に切れ目を入れ、片栗粉を軽くふる。

③熱した深い鍋にサラダ油をひき、②を両面に焼き色がつくまで焼く。

④③に①の濾した液と生姜を入れる。再び火にかけ沸騰したら弱火で30分間ほど煮る。えんどう豆を加え5分間煮て、塩で味を調えてから万能葱を散らす。スープの色が乳白色になるとよい。

※らっきょうは生のものでも代用可能です。生の場合は④で加え、煎じます。

産後諸症

　産後諸症には、「発熱」、「腹痛」、「悪露」、「めまい」、「便秘」などの病症が含まれます。『金匱要略』に"新産婦人有三病、一者病痙、二者病鬱冒、三者大便難、何謂也。師曰：新産血虚、多汗出、喜中風、故令病痙、亡血復汗、寒多、故令鬱冒、亡津液胃燥、故便難。……産後腹中疠痛、当帰生姜羊肉湯主之、併治腹中寒疝、虚労不足"とあります。これを訳すと、「産婦には3つの病症がある。1つ目は痙攣、2つ目は鬱冒、3つ目は便秘。出産により血を失い、気を消耗し、虚弱になることで、汗をよくかき、風邪が侵入し痙攣しやすい。出産の出血、汗などにより身体が冷え、頭が重く、痛み、めまいの病症になりやすい。血虚・津液不足などにより胃が乾燥するため便秘になりやすい。……産後の腹痛に当帰生姜羊肉湯を使い、腹部の冷え、身体の虚労も合わせて治療する」となります。大昔から、産後の病症とその養生について記されていたのです。

　産後は、身体と子宮の回復のため正常でも微熱がみられますが、発熱の持続や突然の高熱は「産後発熱」とよばれます。原因に合わせて対応しますが、高熱がある場合、感染の可能性が高いので病院へ行く必要があります。出産後の通常の発熱、かぜによる発熱への対応はこの章に含みません。産後の子宮の収縮により引き起こされる下腹部の痛みを「産後腹痛」とよび、初産の後によくみられます。一般的には1〜3日間で緩和しますが、ひどい場合は治療が必要です。産後に陰道から「悪露」とよばれる血性排泄物が10日以上排出され続けることを「産後悪露不絶」、産後にめまいが突発し、立っていられなくなる病証を「産後血暈」とよびます。気血不足の体質や、出産時の出血過多による気随血脱などから発症します。

　出産には気力を使い、出血もともなうので、産婦は気血両虚になりやすく、産道の損傷で瘀血も生じやすくなります。産後の体力回復のための発熱や、子宮の回復にともなう腹痛などの症状がよく出ます。これらの症状が軽い時には薬膳での改善を図ります。しかし、授乳によって、赤ちゃんに影響が出ることがあるため、食薬の選択には十分注意が必要です。

血熱証

薬膳処方（料理）：粟と百合根のお粥 (p.83)

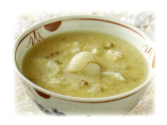

症状
- 悪　　露：紫紅色、濃く粘稠、においがある、止まらない
- 全　　身：産後の微熱、顔色の潮紅、口乾（のどの乾燥）、口渇（のどの渇き）
- 舌／脈：舌質紅／細、数

治法　養陰清熱止血

方薬　保陰煎

成　分：生地黄、熟地黄、白芍…各6g／山薬、続断、黄芩、黄柏…各4.5g／生甘草…3g

出　典：『景岳全書』

血瘀証 ……… 薬膳処方（料理）：双桂茶たまご (p.84)

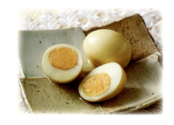

- 症　状
- 悪　　露：少量、黒色、血の固まりが混じる
- 全　　身：出産の後ときどき寒気、発熱、
  　　　　　小腹部の痛み（触るとひどくなる痛み）
- 舌／脈：舌質紫暗、瘀点／弦、渋
- 治　法：活血化瘀
- 方　薬：生化湯
- 成　　分：当帰…24g／川芎…9g／桃仁…6g／炮姜、炙甘草…各2g
- 出　　典：『傅青主女科』

気血両虚証 ……… 薬膳処方（料理）：鶏肉のお粥 (p.85)

- 症　状
- 悪　　露：多量または少量、淡く質が希薄
- 全　　身：出産後の微熱、小腹部の痛み（触ると軽減）、
  　　　　　自汗（気温に関係なくかく汗）、めまい、動悸
- 舌／脈：舌質淡、舌苔薄白／細、数
- 治　法：補気類養血・和営退熱
- 方　薬：補中益気湯
- 成　　分：黄耆…15～30g／人参、白朮、当帰…各9g／陳皮、炙甘草…各6g／柴胡、升麻…各3g
- 出　　典：『脾胃論』

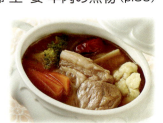

陽虚証 ……… 薬膳処方（料理）：当帰生姜羊肉の煮物 (p.86)

- 症　状
- 悪　　露：少量、淡紅色、質が希薄、固形物は混じらない
- 全　　身：押さえたり揉んだりで軽減する、産後数日間続く小腹部の
  　　　　　隠痛（我慢できる身体の奥からの痛み）、
  　　　　　顔色蒼白、めまい、かすみ目、動悸、便秘
- 舌／脈：舌質淡、舌苔薄白／細、弱
- 治　法：温補陽気、緩急止痛
- 方　薬：当帰生姜羊肉湯
- 成　　分：当帰…60g／生姜…120g／羊肉…250g
- 出　　典：『金匱要略』

血熱証 Recipe

粟と百合根のお粥

粟は清熱しながら腎を補い、脾胃を調和させるため、産後によく使う食材です。百合根と卵は養血滋陰の作用があり、精神を安定。緑豆は清熱に用います。

材料
- 粟……………………80g
- 百合根………………1/2個
- 緑豆…………………15g
- 卵……………………1個
- 塩……………………少々

作り方
① 百合根の黒いところを取り、1枚ずつ剥がして洗う。卵をボウルに割り入れよく混ぜる。
② 鍋に緑豆、水500mlを入れる。火にかけ沸騰したら弱火で煮る。豆が割れるようになったら、洗った粟を加え、弱火で粥を作る。
③ ②に百合根を入れて煮る。透明になったら溶き卵を回し入れて、塩で味を調える。

産後諸症 / 産後のトラブル

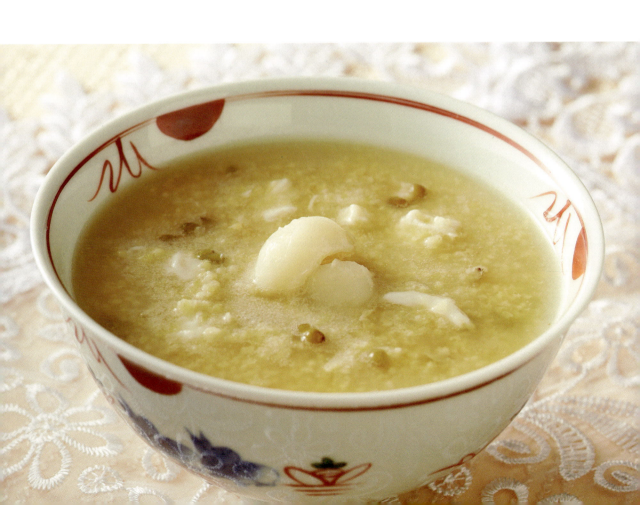

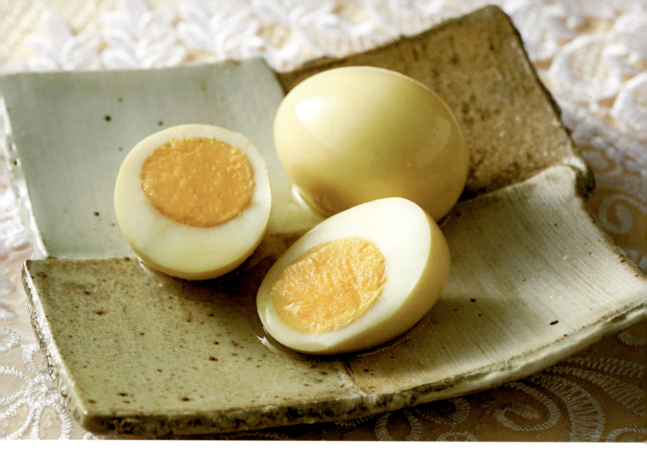

血瘀証 ◯ Recipe

双桂茶たまご
そうけい

肉桂と桂花は身体を温め、痛み止めとしてもはたらきます。小茴香、当帰は腹痛によく使います。これらを生姜、黒砂糖と組み合わせることで産後の出血、腹痛を緩和。卵は滋陰安神に用います。

材料

- A
  - 肉桂……………………2g
  - 桂花……………………1g
  - 当帰……………………6g
  - 小茴香…………………2g
- 生姜薄切り……………2枚
- 茹で卵…………………2個
- 黒砂糖…………………適量

作り方

① Aを水300mlに30分間浸ける。

② 殻をむいた茹で卵を①に入れ、強火にかけ沸騰したら弱火で15分間煮る。卵を取り出して濾した液に浸けておく。

③ 濾して残った中身に水200mlを入れ、②と同様に15分間煎じて濾す。

④ 卵を食べる。濾した液も飲むことができる。②と③の濾した液を合わせて加熱し黒砂糖を溶かし、1日2回飲む。

産後諸症

気血両虚証(きけつりょうきょしょう) ○ Recipe

鶏肉のお粥

出産には気を使い、かなりの出血をともないます。このため産婦は気血両虚になり、微熱や悪露の排泄不調などの症状や、不栄則痛(ふえいそくつう)の腹痛が出やすくなります。補気類の鶏、糯米(もちごめ)、南瓜(かぼちゃ)、養血類のにんじん、干しぶどうを合わせることで気と血を養い、諸症状を緩和させます。

材料

- 鶏がら……………1羽
- 糯米………………80g
- 南瓜………………30g
- にんじん…………50g
- 干しぶどう………15g
- 生姜薄切り………5枚
- 葱…………………1本
- にんにく…………1かけ
- 塩、胡椒…………少々

作り方

① 鍋にたっぷりの湯を沸かして鶏がらを2〜3分茹でる。取り出して水にさらして洗う。
② 葱は5等分に切る。南瓜、皮をむいたにんじんはさいの目に切る。
③ 再びたっぷりの湯で鶏がらを茹でる。アクが出なくなったら、葱、生姜、にんにくを加えて中〜弱火で1時間ほど煮る。鶏がらの肉を取り、骨を捨てる。
④ 鍋に洗った糯米、③の液600mlを入れ、強〜弱火で粥を作る。できあがる前に南瓜、にんじん、干しぶどう、③で取った鶏肉を加えて煮る。塩、胡椒で味を調える。

産後のトラブル

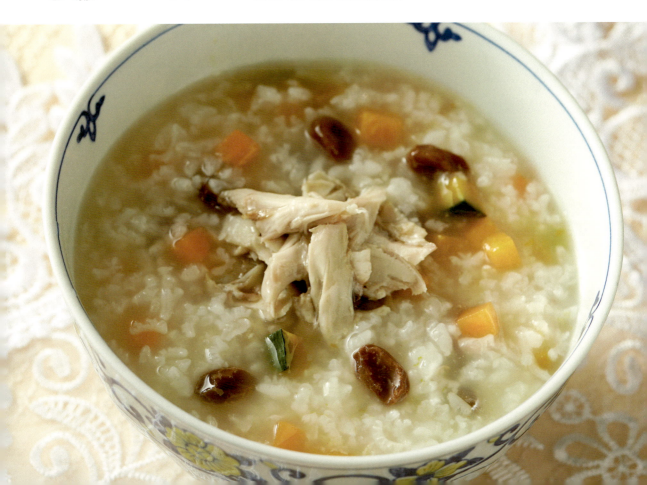

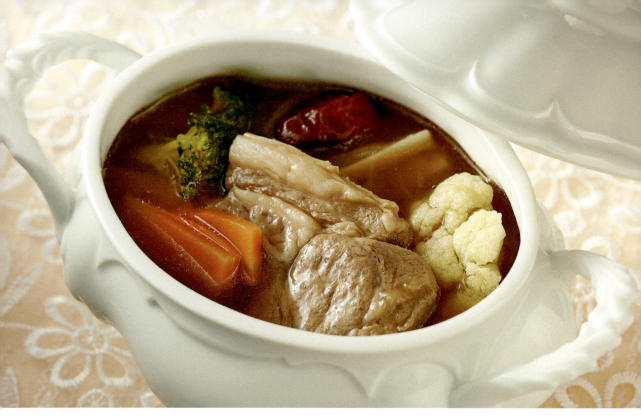

陽虚証(ようきょしょう) ◯ Recipe

当帰生姜羊肉の煮物(とうきしょうきょうようにく)

「当帰生姜羊肉湯」は『金匱要略(きんきようりゃく)』に載っている古典の薬膳処方(料理)で、寒邪による腹痛、虚労に使います。出産では陽気が消耗され、身体を温めるはたらきが虚弱となり、冷えや痛みなどの症状が現れるためこの処方を用います。ただし、このレシピは羊肉を主にし、当帰と生姜を減らしています。さらに、食べやすいように温裏作用のある肉桂(にっけい)、八角茴香(はっかくういきょう)、紹興酒を加え、理気作用のある玉葱、陳皮(ちんぴ)、補気作用のある山芋、カリフラワー、ブロッコリー、大棗(たいそう)、補血作用のあるにんじんを合わせることで陽気を補い、身体を温める工夫をしました。

材料

羊肉(骨付き)……250g
生姜薄切り……30g
大棗(種を取る)……6個
A ┌ 当帰……15g
  │ 陳皮……10g
  │ 肉桂……3g
  └ 八角茴香……1かけ
玉葱(小)……1個
にんじん……60g
山芋……50g
カリフラワー……50g
ブロッコリー……40g
紹興酒……大さじ2
醤油……大さじ2
塩、胡椒……少々

作り方

①羊肉を2〜3分茹で、取り出して洗う。玉葱はくし型切りにする。にんじん、山芋は皮をむき、短冊切りにし、カリフラワーとブロッコリーはひと口大に切る。
②Aをティーバッグに入れる。
③深い土鍋に羊肉、②、大棗、玉葱、生姜、紹興酒、たっぷりの水を入れ、羊肉がやわらかくなるまで中火で煮る。
④にんじん、山芋、カリフラワー、ブロッコリー、醤油を加えてさらに煮る。火が通ったらティーバッグを取り出して、塩、胡椒で味を調える。

雑病に対する薬膳レシピ

精神不安・乳房脹痛・貧血・更年期障害
腫瘤・おりもの・陰部のかゆみ

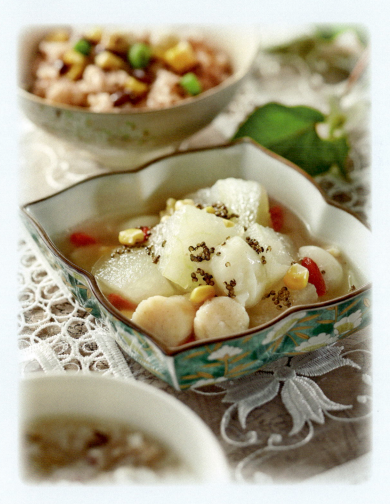

精神不安

精神不安、精神恍惚（ぼんやりする）、うつ状態、頻繁なあくびなどの症状を「臓躁」といいます。
「臓」とは五臓のことで、「躁」は躁擾不寧（落ち着きがないこと）を意味します。
妊婦でこのような症状が現れる状態を「孕悲」ともよびます。
また、産後は出産による気の消耗と失血、新生児の世話による睡眠不足などにより
情緒が不安定になり、うつ状態にもなりやすく、精神不安になることがあります。
中医学では、精神とかかわる臓腑は心、脾、肝であり、
心は「神志」を、脾は「思慮」を、肝は「情志」を司るとされます。
精神不安の時は主に心脾両虚の症状が多いので、心と脾の改善を優先します。

心脾両虚証 ……… 薬膳処方（料理）：小麦 竜眼肉ポンチ (p.89)

症状
- 全　　身：精神不安、いらだち、不眠、発作が起きると悲しく泣き叫んだり
　　　　　　頻繁にあくびをしたりする、口乾（のどの乾燥）、便秘
- 舌／脈：舌質紅または嫩紅、舌苔少／細、弱、数または弦、細

治法　養心健脾安神

方薬　甘麦大棗湯

成　　分：炙甘草…9g／小麦…18g／大棗…6g
出　　典：『金匱要略』

肝気鬱結証 ……… 薬膳処方（料理）：玫瑰みかん葉茶 (p.90)

症状
- 全　　身：うつ状態、精神不安、煩躁（落ち着きがない）、
　　　　　　易怒（いらいらして怒りっぽい）、ため息、胸痞（胸のつかえ）、
　　　　　　胸脇部や乳房・小腹部の張りと痛み、不眠、睡眠が浅い、食欲不振
- 舌／脈：舌苔薄／弦、細

治法　疏肝解鬱・鎮静安神

方薬　逍遥散

成　　分：柴胡、当帰、茯苓、白芍、白朮…各9g／炙甘草…4.5g／煨姜…3g／薄荷…1g
出　　典：『太平恵民和剤局方』

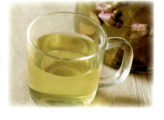

心脾両虚証 ◯ Recipe

小麦竜眼肉ポンチ
（こむぎりゅうがんにく）

精神不安 / 雑病のトラブル

小麦は心経に入りやすく、清熱除煩、養心安神のはたらきがあります。
養血類の果物である竜眼肉、干しぶどう、ライチは、ともに養血健脾益心作用があるため、
精神不安に用います。
補気類の大棗にも養血作用があります。

材料

- 小麦……………………15g
- 竜眼肉…………………20g
- 干しぶどう……………15g
- ライチ（缶詰）…………5個
- 大棗（種を取る）………2個

作り方

① ライチを適当な大きさに切る。
② 深い鍋に小麦、大棗、水300mlを入れ、弱火で沸騰させる。
③ 竜眼肉と干しぶどうを②に加え、弱火で10分間煮る。
④ 器に③の竜眼肉と干しぶどう、①のライチを並べ、③をかける。

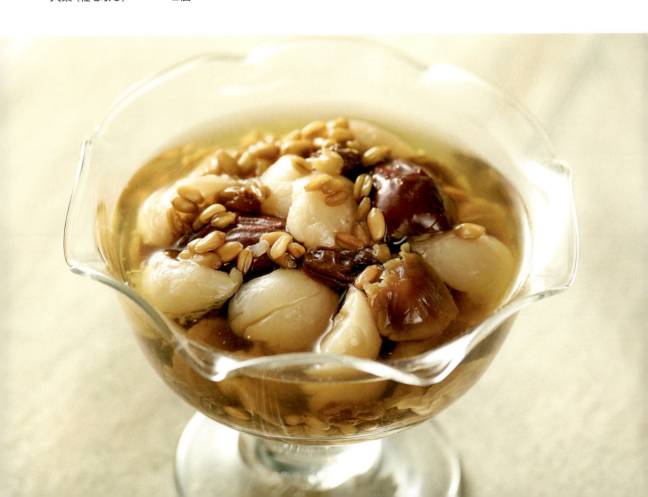

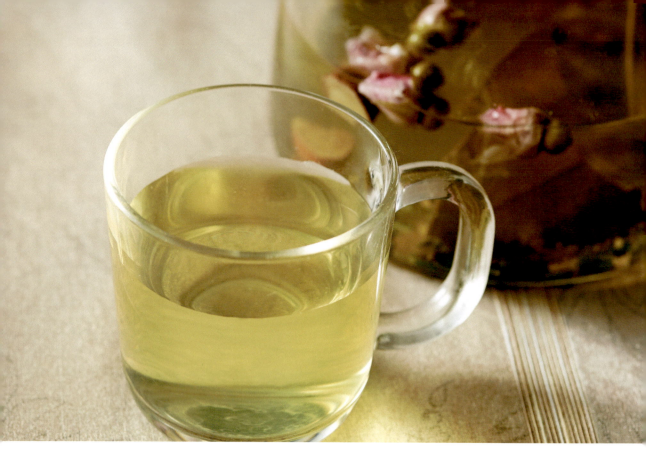

肝気鬱結証 ○ Recipe

玫瑰みかん葉茶

玫瑰花は肝経に入り、理気解鬱とともに活血のはたらきがあります。
みかんの葉も肝経に入り、疏肝行気、消腫散結のはたらきがあるので、
乳房、胸脇部、小腹部の張りと痛みが緩和されます。
新鮮なみかんの葉を洗い、乾燥、保存して使いましょう。
生甘草は心経で、清熱のはたらきをします。蓮子芯は清心解熱で煩躁易怒、精神不安をしずめます。

材料

- 玫瑰花……………………2g
- 乾燥みかんの葉…………5g
- 生甘草……………………3g
- 蓮子芯……………………1g

作り方

① 急須に湯100mlを入れ、温めてから捨てる。
② すべての材料を①に入れ、湯300mlを注ぎ、10分間蒸らしてから濾して飲む。

乳房脹痛

月経の前後、または月経期間に乳房が張り、乳頭がかゆくなったり、痛くなったりします。
また、緊張状態でも乳房の張れ・痛みを感じます。
仕事を持ちながら家事を行う女性は、疲れやストレスがたまりやすいもの。
症状が現れやすくなります。

肝気鬱結証　　薬膳処方（料理）：香附二花茶 (p.92)

症状
- 月経周期：順調か月経不順
- 経　　血：暗紅色
- 全　　身：月経前〜月経中の乳房の張り・痛み、
乳頭のかゆみと痛み（ひどいと痛みで衣服に触れられなくなる）、
小腹部の張りと痛み、胸脇部の張り、うつ状態、ため息
- 舌／脈：舌苔薄白／弦

治法　疏肝理気、和胃通絡
方薬　逍遥散
- 成　　分：当帰、茯苓、白芍、白朮、柴胡…各9g／炙甘草…4.5g／煨姜…3g／薄荷…1g
- 出　　典：『太平恵民和剤局方』

肝腎陰虚証　　薬膳処方（料理）：豚肉と百合根の炒め物 (p.93)

症状
- 月経周期：順調か7日ほど早く来る
- 経　　血：減少、薄い色
- 全　　身：月経中〜月経後の乳房の張り、目や口・のどの乾燥、
五心煩熱（手足の裏と心の熱感）
- 舌／脈：舌質淡紅、舌苔少／細、数

治法　滋腎養肝、和胃通絡
方薬　一貫煎
- 成　　分：生地黄…18〜30g／枸杞子…9〜18g／沙参、麦門冬、当帰…各9g／川楝子…4.5g
- 出　　典：『続名医類案』

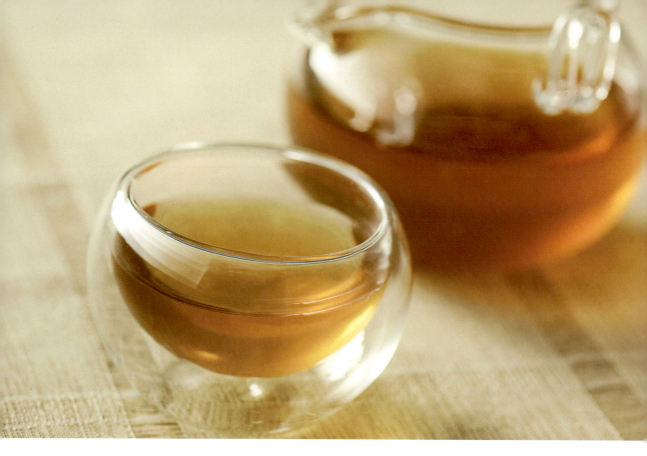

肝気鬱結証 Recipe

香附二花茶
（こうぶにかちゃ）

乳房は肝の経絡と胃の経絡の通り道にあるため、
肝気鬱結によって経絡の通りが悪くなると症状が現れます。
平性の香附子は、肝、脾、三焦経に入りやすく、疏肝解鬱、調経止痛、理気調中のはたらきを持つため、
乳房脹痛、月経不順、月経痛によく用います。
緑萼梅は梅の花のことで、肝、胃経に入りやすく、疏肝解鬱、理気和胃作用をもちます。
平性の桃の花は、心、肝、大腸に入りやすく、活血調経、美肌のはたらきがあります。
肝気鬱結証では肝が熱に変わりやすいため、清熱の緑茶と合わせるのがおすすめ。
また、煎じて残った緑萼梅、桃の花を砂糖と混ぜて一日漬け、
茶を飲むときに合わせると一層美味しくなります。

材料

香附子……………5g
緑萼梅……………3g
桃の花……………3g
緑茶葉（龍井茶）………3g

作り方

①土鍋に香附子を入れ、水500mlに30分浸ける。火にかけ沸騰したら弱火で30分間煎じる。
②緑萼梅、桃の花、緑茶葉を①に入れ、5分間蒸らしてから濾して飲む。
※龍井茶を入手できない場合は日本の緑茶で代用可能です。

乳房脹痛

雑病のトラブル

肝腎陰虚証 Recipe
豚肉と百合根の炒め物

滋陰類の豚肉、百合根、アスパラガスは肝腎陰虚を滋養。
涼性の理気類であるオレンジは、肝腎陰虚による気鬱に用います。
葛粉は葛根の解肌作用により、筋肉の緊張で生じる首、肩、乳房の張りと痛みを緩和させます。

材料

- 豚のヒレ肉……………100g
- 百合根…………………1/2個
- アスパラガス…………2本
- オレンジの皮…………6g
- 紹興酒、醤油、サラダ油…各大さじ1
- 生姜薄切り……………3枚
- 葛粉……………………適量
- 塩………………………少々

作り方

① 豚のヒレ肉を軽く叩いてひと口大に切り、みじん切りした生姜、紹興酒、醤油、葛粉で下味をつける。
② 百合根の黒いところを取り、1枚ずつ剥がして洗う。アスパラガスの堅い端を切り、2cmの長さに切る。百合根、アスパラガスは湯通しする。オレンジの皮は内側の白い部分を取り、千切りにする。
③ 熱した鍋にサラダ油をひき、①を炒める。火が通ったら百合根、アスパラガスを加えて炒め、塩で味を調えてオレンジの皮を散らす。

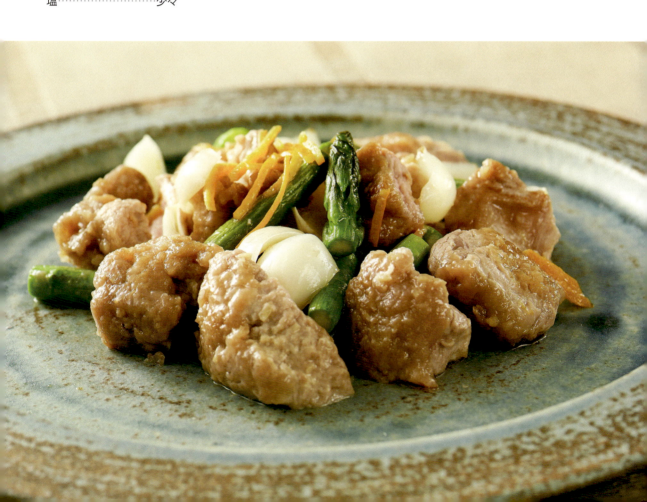

貧血

前述したように、女性の一生は血を基本に考えることができます。
血が旺盛すれば月経が順調になり、妊娠もしやすくなるでしょう。
しかし、女性は月経の出血や妊娠、授乳などで血を失うため貧血になりやすく、
めまいや頭痛、疲労、動悸、不眠、多夢、経血の過多、顔面蒼白などの症状が現れます。
鉄欠乏性貧血が最も多くみられます。

脾胃気虚証（ひいきょしょう） ……………… 薬膳処方（料理）：当帰補血八宝粥（とうきほけつはっぽうがゆ）（p.96）

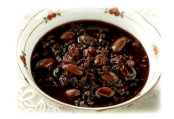

症状
- 月経周期：正常より7～14日早く来る
- 経　　血：多量か少量
- 全　　身：顔色は萎黄（つやがなく黄色い）、疲れ、食欲不振、
　　　　　　皮下出血、腹痛、下痢
- 舌／脈：舌質淡、舌苔白／沈弱

治法　補気健脾養血

方薬　四君子湯
- 成　　分：人参、白朮、茯苓…各9g／炙甘草…6g
- 出　　典：『太平恵民和剤局方』

心脾両虚証（しんひりょうきょしょう）（気血両虚証）……… 薬膳処方（料理）：竜眼当帰補血膏（りゅうがんとうきほけつこう）（p.97）

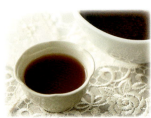

症状
- 月経周期：正常より7～14日ほど早く来るか遅れる
- 経　　血：多量
- 全　　身：顔面蒼白、動悸、不眠、多夢、鼻血、歯肉出血、皮下出血、
　　　　　　疲れ、食欲不振、腹痛、下痢
- 舌／脈：舌質淡白、舌苔白／沈、細、弱

治法　補脾益心（益気養血）

方薬①　帰脾湯
- 成　　分：人参…6g／黄耆、竜眼肉、白朮、当帰、茯神、酸棗仁、遠志…各3g／木香…1.5g／炙甘草…1g
- 出　　典：『正体類要』

方薬②　八珍湯
- 成　　分：人参、熟地黄、白朮、茯苓、当帰、白芍、川芎、甘草…各30g
- 出　　典：『瑞竹堂経験方』

貧血

雑病のトラブル

心肝血虚証 ……… 薬膳処方(料理)：いかとたこと竜眼肉の和え物(p.98)

- 症状
- 月経周期：月経不順
- 経　　血：減少、淡紅色、質が希薄（成分が少なくさらさらしている）
- 全　　身：顔面蒼白、めまい、動悸、不眠、多夢、緊張、頭痛、精神不安
- 舌／脈：舌質淡白、舌苔白／沈、細、弱
- 治法：補血養心柔肝
- 方薬①：酸棗仁湯
- 成　　分：酸棗仁…15g／茯苓、知母、川芎…各6g／甘草…3g
- 出　　典：『金匱要略』
- 方薬②：天王補心丹
- 成　　分：人参、白茯苓、玄参、丹参、桔梗、遠志…各15g／
　　　　　当帰、五味子、麦門冬、天門冬、柏子仁、酸棗仁…各30g／生地黄…120g
- 出　　典：『校注婦人良方』

肝腎陰虚証 ……… 薬膳処方(料理)：ほたて貝と粟の蒸し物(p.99)

- 症状
- 月経周期：月経不順
- 経　　血：増加または減少、紅色、粘稠
- 全　　身：微熱、のぼせ、緊張、不安、不眠、多夢、歯肉出血、
　　　　　腰膝無力（腰と膝に力が入らない）
- 舌／脈：脈：舌質紅、舌苔少／細、数
- 治法：滋陰補肝益腎
- 方薬：左帰丸
- 成　　分：熟地黄…240g／牛膝…90g／
　　　　　山茱萸、菟絲子、亀板膠、鹿角膠、枸杞子、山薬…各120g
- 出　　典：『景岳全書』

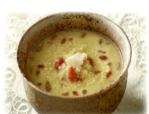

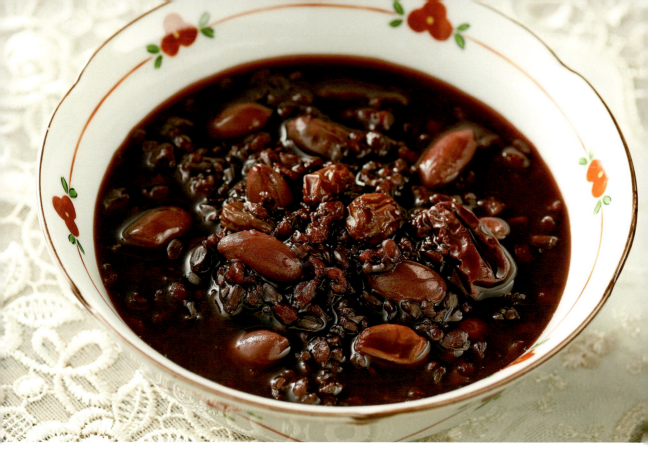

脾胃気虚証（ひいきょしょう） ○ Recipe

当帰補血八宝粥
（とうきほけつはっぽうがゆ）

「当帰補血湯」は気を補うとともに造血を強める方薬です。黄耆（おうぎ）は当帰の5倍量が必要。
黄耆と当帰の薬液に補気作用を持つ黒米、大棗（たいそう）、蓮の実と養血作用を持つ落花生、
干しぶどうを加えて貧血の改善を図ります。
味つけは好みで、甘くしても塩味をきかせてもかまいません。

材料

A ┌ 黄耆……………………30g
　└ 当帰……………………6g
黒米………………………80g
落花生……………………30g
干しぶどう………………15g
蓮の実……………………10g
大棗（種を取る）………6個
黒砂糖、塩………………好みの量

作り方

① Aを水800mlに30分間浸ける。火にかけ沸騰したら中〜弱火で20分間煎じて濾す。
② 干しぶどうは少量の水で戻す。
③ ①の濾した液を沸騰させる。洗った黒米、落花生、蓮の実、大棗を入れて再び沸騰したら、水の量を調節しながら弱火で30分間煮て粥を作る。
④ 干しぶどう、黒砂糖（または塩）を加え、10分間蒸らす。

心脾両虚証（気血両虚証） ◇ Recipe

竜眼当帰補血膏

竜眼肉は養血によく使うドライフルーツです。
吉林人参と大棗は気を補うことで血を作るはたらきを高めます。
酸棗仁は養心安神作用があり、動悸、不眠に用います。

雑病のトラブル / 貧血

材料

- 竜眼肉……………100g
- 当帰………………20g
- 吉林人参…………50g
- 酸棗仁……………30g
- 大棗（種を取る）……100g
- 黒砂糖……………50g
- はちみつ…………50g

作り方

① 竜眼肉、当帰、吉林人参、酸棗仁、大棗を水1000mlに入れる。強火にかけ、沸騰したら中火で1時間煎じて濾す。
② 残った中身に水500mlを入れ、①と同様に煎じて濾す。
③ ①と②の濾した液を合わせて、黒砂糖、はちみつを加え、シロップ状になるまで弱火で煮詰める。
④ 1回15～30mlを湯100～200mlで薄めて、朝晩2回飲む。

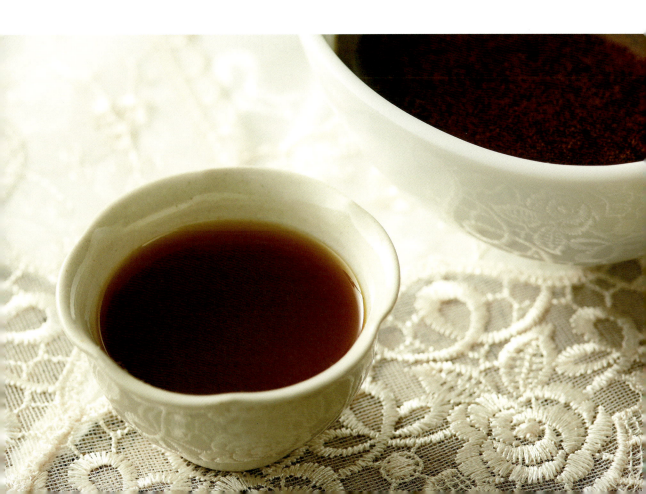

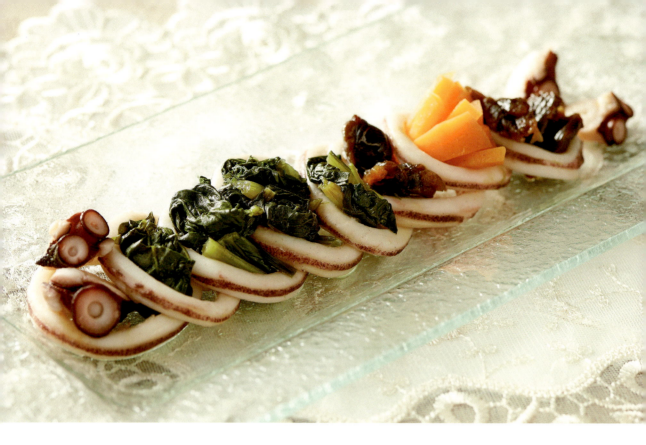

心肝血虚証 Recipe
いかとたこと竜眼肉の和え物

血を養う食材を合わせて使い、貧血を改善します。
いかとたこは肝経に、竜眼肉とにんじんは心経に入り、
これらの作用が合わさることで心肝血虚の症状が緩和されます。
ほうれん草は養血の作用があるだけでなく、料理に彩りを添えてくれます。

材料
- いか……………………1杯
- 茹でだこ………………50g
- 竜眼肉…………………30g
- にんじん………………50g
- ほうれん草……………1株
- 葱の緑の部分…………1本
- 生姜薄切り……………5枚
- にんにく………………1かけ
- 黒酢、ごま油…………適量
- 塩、胡椒………………少々

作り方
①鍋に葱の緑の部分、生姜、にんにく、多めの水を入れる。火にかけ沸騰したら中火で10分ほど煮る。
②いかは下ごしらえし（皮を残す）、輪切りにして、①に入れて湯通しする。
③にんじんを5mmの短冊切りにし、①に入れて湯通しする。ほうれん草も①でさっと湯通しして、1cmの長さに切る。
④竜眼肉は少量の水で戻す。たこは食べやすい大きさに切る。
⑤ボウルに②、③、④を入れ、塩、胡椒、黒酢、ごま油で味を調える。

貧血

雑病のトラブル

肝腎陰虚証（かんじんいんきょしょう） Recipe
ほたて貝と粟（あわ）の蒸し物

滋陰類のほたて貝、卵、枸杞子（くこし）は肝腎を養います。
粟は清熱（せいねつ）しながら腎を補益する作用があります。

材料

ほたて貝	4個
粟	30g
卵	2個
枸杞子	15g
醤油	小さじ2
ごま油	小さじ1

作り方

① 粟を水200mlに30分間浸ける。火にかけ沸騰したら弱火で濃い粥を作り、冷ます。
② 枸杞子は水で戻す。ほたて貝は4つ切りにする。卵をボウルに割り入れよく混ぜる。
③ ①に水200mlを加えてよく混ぜ、②を加えてさらに混ぜ、蒸気が上がった蒸し器に入れて強火で30分間蒸す。
③ 食べる前に醤油、ごま油で味を調える。

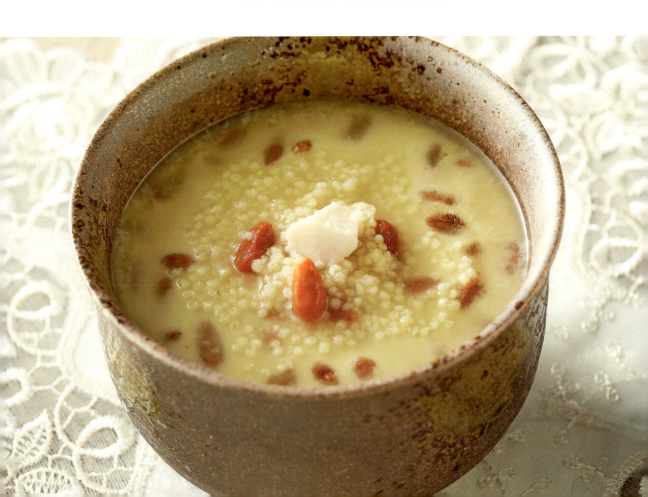

更年期障害

女性の月経は、
「初潮」から生殖機能が絶える「絶経（日本でいう閉経）」まで約30〜35年続きます。
老化にともない女性ホルモンの分泌が減少すると、身体の諸機能の不調和が現れます。
なかでも最も多い症状は「不定愁訴」で、下記のような症状が現れます。

精神的な症状

　いらだち・興奮・不安・神経質・不眠・うつ状態・健忘・頭重感・頭痛など

血管・運動神経からの症状

　ほてり・熱感・汗・のどや口の乾燥・冷え・めまい・ふらつき・動悸・息切れなど

知覚・運動神経からの症状

　手足の痺れ・感覚鈍化・皮膚を蟻がはう感じ・疲れやすさ・肩こり・腰痛など

このような自律神経の失調症状を中心とした症候群が「更年期障害」。
個人差が大きく、更年期に入っても不調がない人もいますし、
ほてりや冷えなどさまざまな症状が出る人もいます。
更年期とはいつ頃をさすのでしょうか。
次のような計算式をもとに考えます。

初潮年齢 ＋ 30 ＝ 更年期年齢

更年期年齢 ± 5 ＝ 更年期範囲

たとえば初潮年齢が15才の場合は更年期年齢45才、
更年期範囲40〜50才となります。

腎気虚証　　薬膳処方(料理)：カリフラワーと鰻の炒め物 (p.103)

［症状］

- 月経周期：月経不順、不正出血
- 経　　血：減少、薄い色
- 全　　身：精神不振（だるく元気がない）、めまい、耳鳴り、
  足腰のだるさ、昼間の頻尿、小便清長（尿が薄くて量が多い）、
  残尿感、夜間の頻尿、おりものの増加

［治法］ 補益腎気

［方薬］ 帰腎丸

- 成　　分：熟地黄…240g／山薬、山茱萸、杜仲、菟絲子、茯苓、枸杞子…各120g／当帰…90g
- 出　　典：『景岳全書』

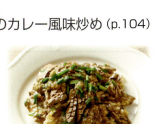

腎陽虚証　　薬膳処方(料理)：豚マメと杜仲のカレー風味炒め (p.104)

［症状］

- 月経周期：月経不順、不正出血
- 経　　血：閉経前後に増加、淡暗色
- 全　　身：精神的な疲労、顔色が暗く艶がない、腰背部の冷痛、
  顔や四肢の浮腫、尿量増加、夜間の頻尿
- 舌／脈：舌質淡、舌体胖大、歯痕、舌苔薄白／沈、細、弱

［治法］ 温腎扶陽

［方薬］ 右帰丸

- 成　　分：熟地黄…240g／山薬、菟絲子、鹿角膠、杜仲…各120g／山茱萸、枸杞子、当帰…各90g／
  肉桂…60g／附子…60～180g
- 出　　典：『景岳全書』

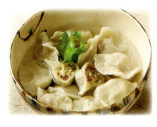

腎陰虚証　　薬膳処方(料理)：豚肉と緑茶の水餃子 (p.105)

［症状］

- 月経周期：閉経前後の月経不順、月経が早く来る、不正出血
- 経　　血：増加または減少、鮮紅色
- 全　　身：めまい、耳鳴り、頭部や顔の熱感、発汗、
  五心煩熱（手足の裏と心の熱感）、腰膝痠痛、足踵の疼痛、乾燥肌、
  掻痒感、のどの乾燥、尿量減少、黄色い尿、便秘
- 舌／脈：舌質紅、舌苔少／細、数

［治法］ 滋陰潜陽

［方薬］ 左帰丸と二至丸を合わせる

- 成　　分：左帰丸：熟地黄…240g／牛膝…90g／山茱肉、菟絲子、亀板膠、鹿角膠、枸杞子、山薬…各120g
  　　　　　二至丸：女貞子、旱蓮草…各15g
- 出　　典：左帰丸『景岳全書』／二至丸『医方集解』

陰陽両虚証 ……… 薬膳処方（料理）：海老と牡蠣の卵焼き (p.106)

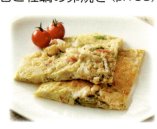

- **症状**
  - 月経周期：閉経前後に月経不順
  - 経　　血：増加または減少
  - 全　　身：寒気、熱感、発汗、めまい、耳鳴り、健忘、腰背部の冷痛
  - 舌／脈：舌質淡、舌苔薄／沈、弱
- **治法**　陰陽双補
- **方薬**　二仙湯と二至丸を合わせる
- 成　　分：二仙湯：仙茅根、淫羊藿、巴戟天、当帰…各9g／黄柏、知母…各6g
  　　　　　二至丸：女貞子、旱蓮草…各15g
- 出　　典：二仙湯『中医方剤臨床手帳』／二至丸『医方集解』

肝気鬱結証 ……… 薬膳処方（料理）：玫瑰甘麦大棗茶 (p.107)

- **症状**
  - 月経周期：月経不順
  - 経　　血：血の固まりが混じる
  - 全　　身：月経痛、うつ状態、煩躁（落ち着きがない）、怒りっぽい、
  　　　　　頭痛、めまい、口渇（のどの渇き）、ため息、両脇の張りと痛み、
  　　　　　疲れ、食欲不振
- **治法**　疏肝解鬱
- **方薬**　逍遥散
- 成　　分：柴胡、当帰、茯苓、白芍、白朮…各9g／炙甘草…4.5g／煨姜…3g／薄荷…1g
- 出　　典：『太平恵民和剤局方』

気滞血瘀証 ……… 薬膳処方（料理）：にんにくの芽と鯵のカレー風味焼き (p.108)

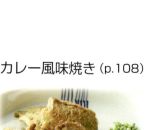

- **症状**
  - 月経周期：月経不順、不正出血
  - 全　　身：うつ状態、怒りっぽい、頭痛、煩躁、両脇の張りと痛み、
  　　　　　刺痛（刺すような痛み）
- **治法**　行気活血化瘀
- **方薬**　血府逐瘀湯
- 成　　分：桃仁…12g／紅花、当帰、生地黄、牛膝…各9g／赤薬、枳殻、甘草…各6g／
  　　　　　川芎、桔梗…各4.5g／柴胡…3g
- 出　　典：『医林改錯』

更年期障害

雑病のトラブル

腎気虚証 Recipe
カリフラワーと鰻の炒め物

補気類のカリフラワーは腎脾胃経に入り、腎脾を補益します。
鰻には補虚 強壮筋骨作用が、えんどう豆には行気健脾作用があります。
これらの食材を合わせることで腎気虚の症状を改善します。

材料
- カリフラワー…………100g
- 鰻の蒲焼き……………100g
- えんどう豆……………10g
- にんじん………………30g
- 生姜薄切り……………5枚
- サラダ油、片栗粉……適量
- ごま油、塩……………少々

作り方
① にんじんはさいの目に、カリフラワーと鰻の蒲焼きはひと口大に切る。生姜はみじん切りにする。
② カリフラワーとにんじんをそれぞれ茹でる。
③ 熱した鍋にサラダ油をひき、生姜を香りが立つまで炒め、カリフラワーとにんじん、えんどう豆を加えて炒める。
④ 鰻を加え、塩で味を調える。水溶き片栗粉でとろみをつけて、ごま油で仕上げる。

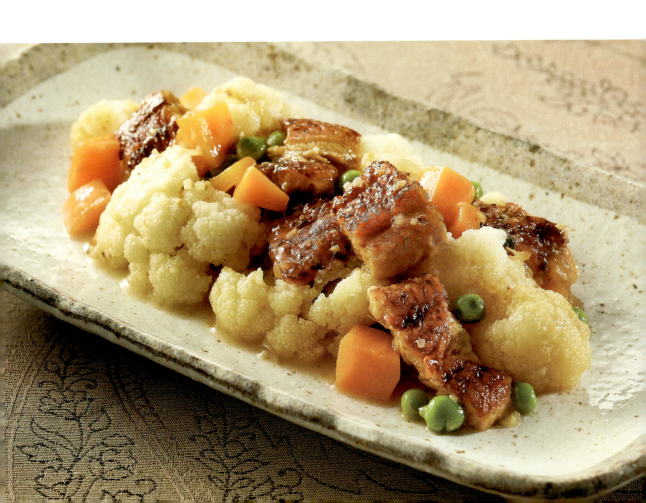

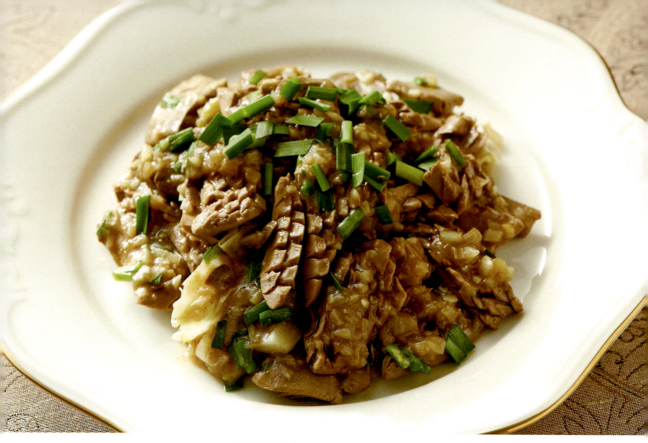

腎陽虚証 ● Recipe

豚マメと杜仲のカレー風味炒め

豚マメは腎経に入り、補腎壮陽作用によって腎気を補い、杜仲は腎経に入り、腎を温めて補います。
カレー粉は多くの香辛料を使っているため、身体を温める力が強くなります。
にらは腎を温め、キャベツは気を補います。これらを合わせることで腎気を温めながら補益します。

材料

豚マメ（腎臓）	2個
杜仲	15g
にら	2本
キャベツ	30g
葱	1本
生姜薄切り	5枚
にんにく	3かけ
カレー粉	0.5g
醤油	大さじ1
塩	小さじ1/2
ごま油、酢	小さじ1
サラダ油、紹興酒、片栗粉	適量
胡椒	少々

作り方

① 豚マメは横から包丁を入れて開き、中の白い筋をきれいに取る。水に浸け、ときどき水を替えながら10分ほど置いて血抜きをする。水切りしたら格子状に切れ目を入れ、ひと口大の菱形に切る。酢（分量外）で洗い、再び10分ほど水にさらす。さっと茹でて、熱いうちに紹興酒、醤油、胡椒、ごま油少々、片栗粉で味を調える。
② 葱、生姜、にんにくをみじん切りにする。
③ 杜仲を水300mlに入れ、火にかけ沸騰したら弱火で30分間煎じる。濾した液100mlを冷まして片栗粉を加える。
④ キャベツはひと口大に切り湯通しする。にらを1cmの長さに切る。
⑤ 熱した鍋にサラダ油をひき、葱、生姜、にんにくを香りが立つまで炒める。豚マメ、カレー粉を加えて手早く炒め、にら、キャベツ、③、塩、酢、ごま油を加えて混ぜる。

腎陰虚証 ○ Recipe

豚肉と緑茶の水餃子

滋陰作用のある豚肉、枸杞子、卵は腎陰を滋養して乾燥を潤します。
緑茶は生津止渇、清心利尿などのはたらきがあります。セロリは陰虚により熱を冷まします。

材料

- 豚ひき肉……………100g
- 緑茶葉（龍井茶）………3g
- 枸杞子………………20g
- 卵……………………1個
- 松の実………………15g
- 薄力粉………………200g
- セロリの葉…………適量
- 生姜、葱……………少々
- 醤油…………………大さじ1
- サラダ油、ごま油……適量
- 塩、胡椒……………少々

作り方

① 緑茶をボウルに入れて湯200mlを注ぎ、茶葉が広がったら緑茶を器に出して冷ます。茶葉はキッチンペーパーで水気を取り、みじん切りにする。
② 生姜と葱はみじん切りにする。枸杞子は少量の水で戻す。卵はボウルに割り入れ塩を加えてよく混ぜてから炒める。セロリの葉を湯通しする。
③ 薄力粉と①の緑茶125mlを混ぜ、よく揉んで20分寝かせ、生地を作る。
④ 豚ひき肉に生姜、葱、醤油、塩、胡椒、サラダ油、ごま油を混ぜ、残った緑茶を少しずつ入れてよく混ぜる。しばらくおいて、餃子を作る直前に①の茶葉、枸杞子、②の溶き卵、松の実を加えてよく混ぜ合わせる。
⑤ ③の生地を24個分の餃子の皮にして④の具を包み、沸騰した湯で茹でる。浮いてきたら碗に盛り、茹で汁をかけてセロリの葉を飾る。

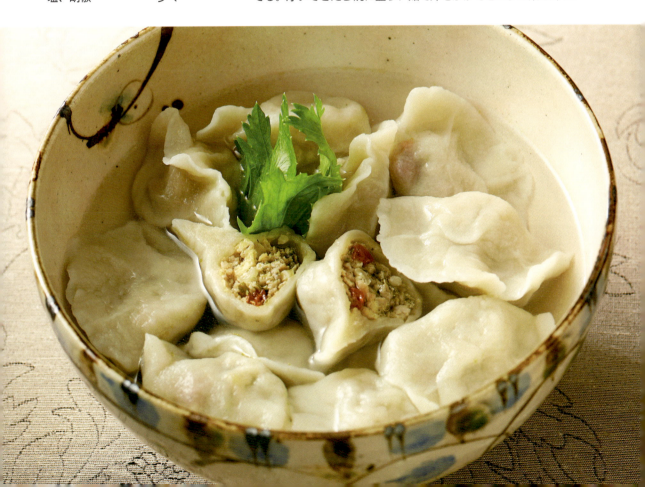

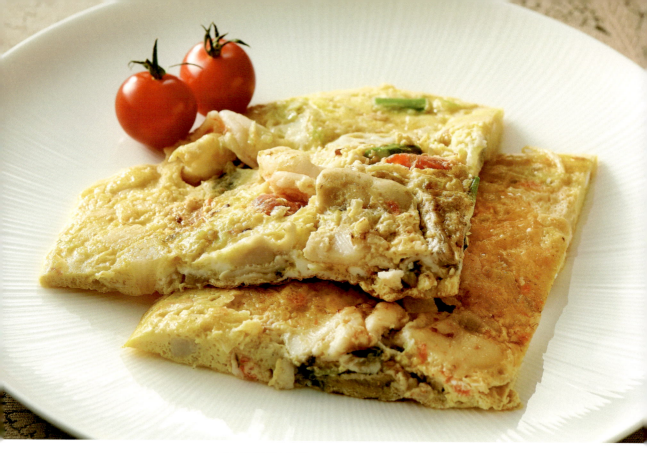

陰陽両虚証 Recipe

海老と牡蠣の卵焼き

　温性の海老は補腎壮陽作用があり、長芋は補気益腎作用、
牡蠣と卵は滋陰養血安神作用、トマトは清熱涼血平肝作用があります。
これらを合わせることで腎の陰陽を補益できるため、陰陽両虚証に用います。

材料

車海老	4尾
生牡蠣	3個
卵	2個
長芋	30g
アスパラガス	1/2本
トマト（中）	1個
葱	3cm
紹興酒	大さじ1
小麦粉	大さじ1
塩、胡椒	少々
サラダ油	適量

作り方

①車海老の殻、背ワタを取り、3等分に切る。生牡蠣は小麦粉をまぶして軽く揉み、洗う。長芋の皮をむき、さいの目に切る。アスパラガスの堅い端を落とし、1cmの長さに切る。トマトは湯通しして皮をむき、さいの目に切る。葱はみじん切りにする。

②卵をボウルに割れ入れよく混ぜ、サラダ油以外の材料をすべて加えて混ぜ合わせる。

③熱したフライパンにサラダ油をひき、②を両面焼く。

> 更年期障害

> 雑病のトラブル

肝気鬱結証（かんきうっけっしょう） ● Recipe

玫瑰甘麦大棗茶
（まいかいかんばくたいそう）

　甘草、小麦、大棗を合わせて作った「甘麦大棗湯」は、精神を安定させるためによく使います。理気類の玫瑰花を加えることで理気解鬱、活血化瘀の作用も発揮します。

材料

- 玫瑰花……………………3g
- 炙甘草……………………3g
- 小麦………………………15g
- 大棗（種を取る）………2個

作り方

①材料を水500mlに30分間浸ける。
②火にかけ沸騰したら弱火で30分間ほど煎じ、濾して飲む。

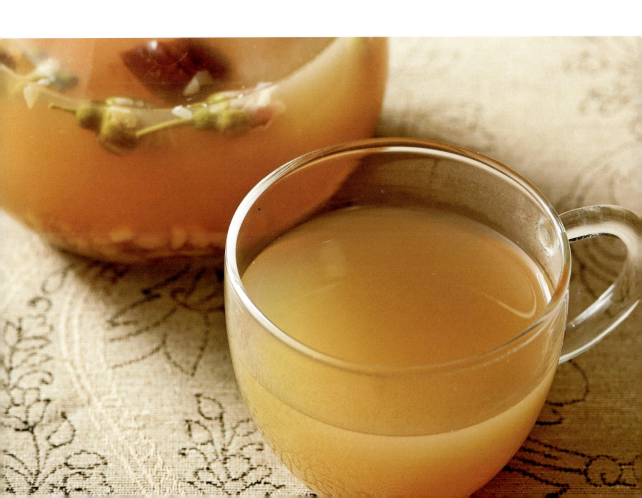

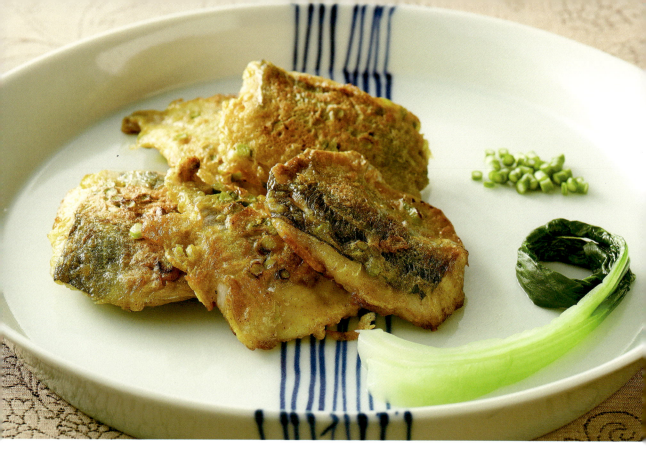

気滞血瘀証 Recipe

にんにくの芽と鯵のカレー風味焼き

鯵は温性で胃を温めます。
にんにくの芽は辛味、温性で行気活血作用があります。
チンゲン菜は行瘀散血作用があり、カレー、胡椒、紹興酒と合わせることで身体を温め、
行気活血作用が強くなります。

材料

- 鯵……………………2尾
- にんにくの芽………2本
- チンゲン菜…………1本
- 卵……………………1個
- 紹興酒………………大さじ1
- サラダ油……………適量
- カレー粉、胡椒、片栗粉……適量
- 塩……………………少々

作り方

① にんにくの芽は小口切りにする。チンゲン菜は茹でて、塩で味を調える。
② 卵をボウルに割り入れ、にんにくの芽、カレー粉を混ぜる。
③ 鯵は三枚おろしにして半分に切り、塩、胡椒、紹興酒で下味をつける。片栗粉をまぶして、②をつける。
④ 鍋にサラダ油をひき、鯵の両面を香りが出るまで焼く。
⑤ 皿に④を盛りつけ、チンゲン菜を添える。

腫瘤
しゅりゅう

ここで扱う腫瘤とは、身体にできる固まりのなかで、
張り、痛み、膨満感、異常出血などをともなう女性特有のものです。
西洋医学での乳腺のしこり、子宮筋腫、卵巣嚢腫、性器の悪性腫瘍などに相当します。

気滞血瘀証
きたいけつおしょう

薬膳処方（料理）：みかん葉茶 (p.111)

症状
- 月経周期：月経不順、不正出血
- 経　　血：増加、暗色、血の固まりが混じる
- 全　　身：ときおり痛みをともなう小腹部の固まり、小腹部の張り、
　　　　　　顔色が暗い、肌荒れ、うつ状態、胸痞（胸のつかえ）
- 舌／脈：舌質紫暗、瘀斑／沈、弦、渋

治法　行気活血、化瘀消腫
こうきかっけつ　かおしょうしゅ

方薬　香棱丸
こうりょうがん

成　　分：木香、丁香…各15g／京三棱、枳殻、青皮、川楝子、茴香、莪朮…各30g

出　　典：『済生方』

痰湿瘀結証
たんしつおけつしょう

薬膳処方（料理）：筍と昆布の陳皮煮からし菜添え (p.112)

症状
- 経　　血：増加または不正出血
- おりもの：増加
- 全　　身：小腹部の固定性のやわらかい固まり、胸のつかえ、
　　　　　　腰と腹部の痛み
- 舌／脈：舌体胖大、舌質紫暗、瘀斑、瘀点、舌苔白厚膩／弦、滑、沈、渋

治法　化痰除湿、活血消腫
かたんじょしつ　かっけつしょうしゅ

方薬　蒼附導痰丸と桂枝茯苓丸を合わせる
そうふどうたんがん　けいしぶくりょうがん

成　　分：蒼附導痰丸：蒼朮、香附子…各100g／陳皮、茯苓…各75g／胆南星、枳殻、半夏、神曲…各50g
　　　　　　桂枝茯苓丸：桂枝、茯苓、牡丹皮、桃仁、赤芍…各9g

出　　典：蒼附導痰丸『葉天士女科診治秘方』／桂枝茯苓丸『金匱要略』

湿熱瘀阻証　　　　　　　　　　　　薬膳処方(料理)：蕎麦サラダ (p.113)

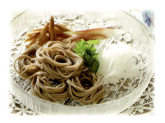

- **症状**
  - 月経周期：経期延長
  - 経　血：増加
  - おりもの：増加、膿様、黄色か赤白色
  - 全　身：小腹部の固まり、腹部から腰まで響く激痛、熱感、口渇(のどの渇き)、いらだち、濃い尿、便秘
  - 舌／脈：舌質暗紅、瘀斑、舌苔黄／弦、滑、数
- **治法**　清熱利湿、化瘀消腫
- **方薬**　大黄牡丹皮湯
- **成分**：大黄…18g／牡丹皮…9g／桃仁…12g／冬瓜仁…30g／芒硝…9g
- **出典**：『金匱要略』

腎虚血瘀証　　　　　　　　　　　　薬膳処方(料理)：紅花入り牡蠣と海老の煮物 (p.114)

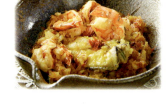

- **症状**
  - 経　血：増加または減少、暗色、固まりが混じる
  - 全　身：触ると痛む小腹部の固まり、強い月経痛、めまい、耳鳴り、腰と膝のだるさ、繰り返す流産、不妊症
  - 舌／脈：舌質暗／弦、細
- **治法**　補腎活血、散結消腫
- **方薬**　益腎調経湯
- **成分**：杜仲、続断、熟地黄、炒白芍、焦艾葉、巴戟天、烏薬…各9g／当帰…6g／益母草…12g
- **出典**：『中医婦科治療学』

気滞血瘀証 Recipe

みかん葉茶

雑病のトラブル / 腫瘤

みかんの葉は辛・苦味、平性で、肝経に入りやすく、疏肝理気、消腫散結の作用があるため固まりに対してよく使います。
荔枝核はライチの種のこと。温性で気の巡りを促進し、冷えを緩和します。
姜黄と莪朮は血流を強く促進し出血傾向になることがあるため、長期の使用は控えましょう。

材料

- 乾燥みかんの葉………10g
- 荔枝核………………6g
- 姜黄…………………3g
- 莪朮…………………3g
- はちみつ……………好みの量

作り方

① 土鍋にはちみつ以外の材料を入れ、水500mlに1時間浸ける。火にかけ沸騰したら弱火で30分間煎じて濾す。
② ①の残った中身に水300mlを入れ、①と同様に煎じて濾す。
③ ①と②の濾した液を合わせて飲む。好みではちみつを加える。

※乾燥させる前の新鮮なみかんの葉を使う場合は100g用意してください。

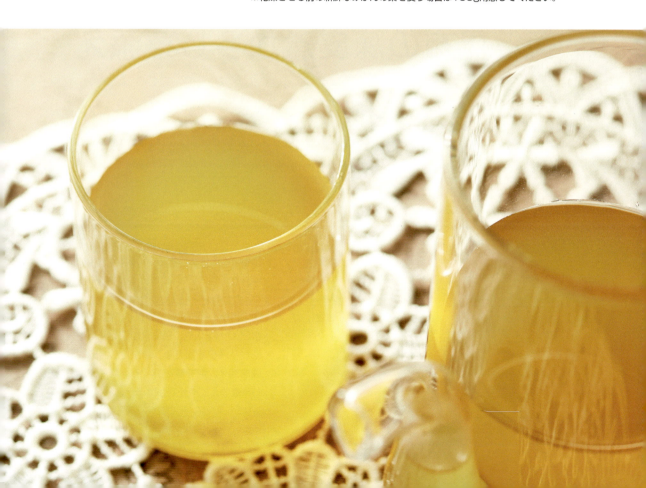

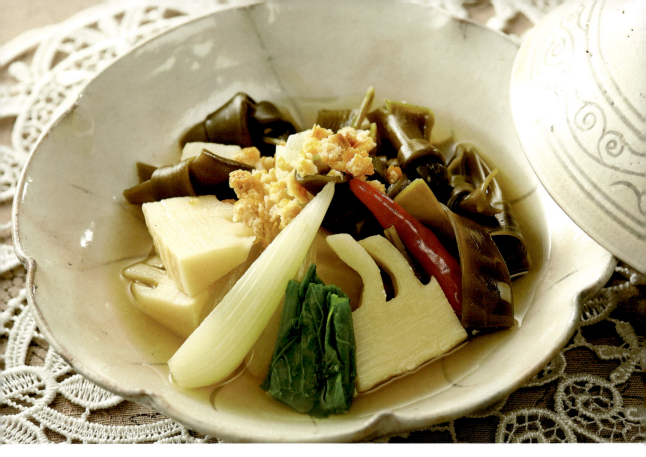

痰湿瘀結証 ◇ Recipe
筍と昆布の陳皮煮からし菜添え

筍、昆布は清熱化痰利尿の作用があり、月経が止まる原因にもなる痰湿を取り除きます。
寒性なので、温性のからし菜を組み合わせることでさらに痰湿が取りやすくなります。
辛味、温性のらっきょうは理気作用により通陽散結(気の流れをよくして固まりをやわらげる)し、
陳皮、生姜、唐辛子は身体を温め、気の巡りを促進。
これらを合わせることで痰湿瘀結の固まりの解消が期待されます。

材料
筍	50g
乾燥切り昆布	10g
生らっきょう	4個
陳皮	6g
からし菜	1株
唐辛子	1本
生姜薄切り	5枚
顆粒だし	小さじ1
日本酒	大さじ1
醤油	適量
塩	少々

作り方
①昆布、陳皮は水で戻す。筍は3等分に切り、縦に1cmの厚さに切る。生らっきょうは半分に切る。からし菜は湯通しして2cmの長さに切る。
②鍋に昆布、筍、生らっきょう、唐辛子、生姜、水200mlを入れ、筍に火が通るまで中火で煮てから陳皮を加える。顆粒だし、日本酒、醤油を加え、塩で味を調える。器に盛り、からし菜を添えて煮汁をかける。
※からし菜がない時にはかぶの葉で代用可能です。

湿熱瘀阻証 ○ Recipe

蕎麦サラダ

腫瘤

雑病のトラブル

湿より熱が多い湿熱に対して熱を取る涼性の食材を多く使い、湿を取るために温性の茗荷を合わせています。蕎麦と大根は熱を取るとともに気を巡らせ、金針菜、セロリは熱を取るとともに湿熱を尿から排泄。辛味、温性の茗荷は行気通陽作用によって気の巡りを促進し、香りにより健脾作用も発揮します。これらを合わせることで、湿熱による固まりの解消を図ります。

材料

- 信州蕎麦……………100g
- 大根…………………100g
- 金針菜………………6g
- セロリの葉…………適量
- 茗荷…………………1個
- めんつゆ……………80ml
- 米酢…………………大さじ1
- 白ごま味噌…………大さじ1

作り方

① 金針菜は水で戻し、大根は皮をむいて千切りにし、それぞれ湯通しする。
② 蕎麦を茹でて水にさらし、水切りする。
③ 器にめんつゆ、米酢、白ごま味噌を入れてよく混ぜる。
④ 皿に①、②を盛りつけ、③をからめる。

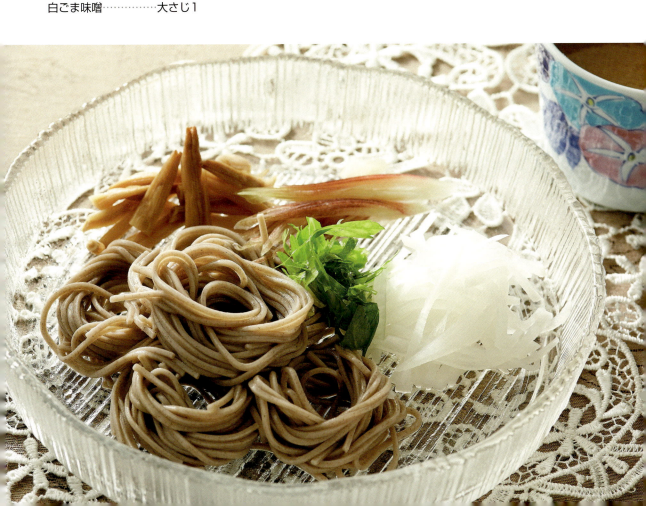

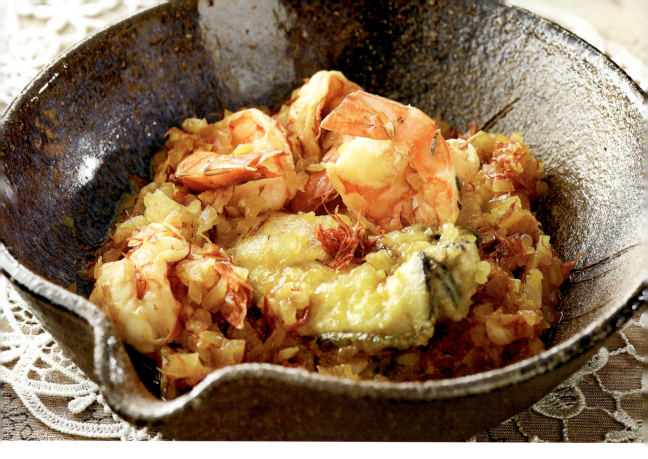

腎虚血瘀証 Recipe

紅花入り牡蠣と海老の煮物

牡蠣は腎陰を補い、海老は腎陽を補います。紅花は活血化瘀作用、玉葱は健脾理気作用があり、これらを合わせることで腎を強壮。固まりを緩和します。

材料

紅花	3g
生牡蠣	8個
車海老	4尾
玉葱	1/2個
小麦粉、紹興酒、オリーブオイル	各大さじ1
重曹、片栗粉	各小さじ1/2
塩、胡椒	少々

作り方

①紅花は80mlの水で戻す。玉葱はみじん切りにする。
②生牡蠣は、小麦粉をまぶして揉む。洗って水気を取り、片栗粉と重曹を合わせたものをまぶす。
③車海老の殻をむいて背わたを取る。縦に切れ目を入れ、きれいに洗ったら紹興酒、塩で下味をつける。
④熱したフライパンにオリーブ油をひき、②を両面が黄色くなるまで焼く。②を出し、③を入れ、軽く炒めて取り出す。
⑤④のフライパンで玉葱をゆっくり炒める。玉葱に火が通ったら紅花と紅花を戻した水を入れ、少し混ぜてから④の牡蠣と海老を加えて蓋をして3分間ほど煮る。焦げないように注意する。塩、胡椒で味を調える。

おりもの

おりものは、子宮内膜、子宮頸部から分泌される無臭、透明な少量の液体で、
膣内を潤しています。
分泌量はホルモンの影響により変化します。
おりものの量の増減で、色、質、においに異常が生じることがあり、
とくに加齢とともにおりものの量が減少すると、膣内と陰部を潤すことができず
膣内の乾燥、かゆみ、疼痛、陰部の萎縮などの症状が現れます。
おりものの不足によるかゆみは「陰部のかゆみ（p.121）」を参照してください。

脾気虚証（ひきょしょう）

薬膳処方（料理）：蓮の実入りいんげん豆赤飯（p.117）

【症状】
- おりもの：増加、白色か薄黄色、質が希薄（成分が少なくさらさらしている）、無臭
- 全　　身：顔色は白か萎黄（つやがなく黄色い）、全身の無気力、
  上腹部や脇部の不快感、食欲不振、下肢のむくみ、軟便
- 舌／脈：舌質淡、舌体胖大、舌苔白膩／細、緩

【治法】益気健脾除湿（えっきけんぴじょしつ）

【方薬】完帯湯（かんたいとう）

- 成　　分：白朮（びゃくじゅつ）、山薬（さんやく）…各30g／人参…6g／白芍（びゃくしゃく）…15g／車前子（しゃぜんし）、蒼朮（そうじゅつ）…各9g／甘草（かんぞう）…3g／
  陳皮（ちんぴ）、黒荊芥穂（くろけいがいすい）、柴胡（さいこ）…各2g
- 出　　典：『傅青主女科（ふせいしゅじょか）』

腎陽虚証（じんようきょしょう）

薬膳処方（料理）：鶏肉芡実粥（けんじつ）（p.118）

【症状】
- おりもの：増加、質が希薄
- 全　　身：腰のだるさと痛み、四肢の冷え、小腹部の冷痛、顔色が暗い、
  尿量（とくに夜尿）の増加、下痢
- 舌／脈：舌質淡、舌苔白潤／沈、遅

【治法】助陽温腎固渋（じょようおんじんこじゅう）

【方薬】内補丸（ないほがん）

- 成　　分：鹿茸（ろくじょう）、肉蓯蓉（にくじゅよう）、菟絲子（としし）、潼蒺藜（どうしつり）、紫菀茸（しえんじょう）、黄耆（おうぎ）、肉桂（にっけい）、制附子（せいぶし）、桑螵蛸（そうひょうしょう）、茯神（ぶくしん）、白蒺藜（はくしつり）…各等分
- 出　　典：『女科切要（じょかせつよう）』

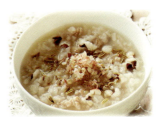

陰虚挟湿証 ……… 薬膳処方（料理）：ほたて貝と冬瓜の煮物（p.119）

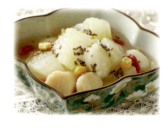

症状
- おりもの：多量、黄色か赤白色、質が粘稠、においがある
- 全　　身：陰部の灼熱感とかゆみ、腰のだるさと痛み、めまい、耳鳴り、五心煩熱（手足の裏と心の熱感）、口渇（のどの渇き）、寝汗、不眠、多夢
- 舌／脈：舌質紅、舌苔少か黄膩／細、数

治法　滋陰補腎、清熱利湿

方薬　知柏地黄湯

成　　分：熟地黄…24g／山薬、山茱萸…各12g／沢瀉、牡丹皮、茯苓…各9g／知母、黄柏…各6g

出　　典：『医宗金鑑』

湿熱下注証 ……… 薬膳処方（料理）：はと麦と粟のお粥（p.120）

症状
- おりもの：多量、質が粘稠、紫・赤・黄・白・黒のいずれかでにおいがある
- 全　　身：陰部のかゆみ、小腹部か腰の痛み、口の苦み、口の粘り、胸痞（胸のつかえ）、食欲不振、尿量減少、濃い尿、便秘
- 舌／脈：舌質紅、舌苔黄、黄膩／滑、数

治法　清熱利湿解毒

方薬①　止帯方

成　　分：猪苓、茯苓、車前子、沢瀉、茵蔯蒿、赤芍、牡丹皮、黄柏、山梔子、牛膝…各等分

出　　典：『世補斎・不謝方』

方薬②　五味消毒飲

成　　分：金銀花…15g／野菊花、蒲公英、紫花地丁、紫背天葵…各6g

出　　典：『医宗金鑑』

脾気虚証 Recipe

蓮の実入りいんげん豆赤飯

おりもの / 雑病のトラブル

糯米、蓮の実、いんげん豆は益気健脾によって脾気虚を改善し、おりものの元である湿を運化します。赤小豆ととうもろこしは利水除湿作用により余分なおりものを排泄。蓮の実は収斂作用もあり、おりものを止めます。

材料

- 糯米…………………2合
- 蓮の実………………10g
- 赤小豆………………50g
- いんげん豆…………2本
- とうもろこし（皮、ひげつき）…1本
- サラダ油……………小さじ1
- 塩……………………少々

作り方

① 蓮の実、洗った赤小豆を一晩水に浸ける。蓮の実は取り出す。
② とうもろこしの粒を包丁でそぎ落とす（正味50g）。皮、ひげ、芯はかぶる程度の水に浸け、火にかけ沸騰したら20分間煎じる。濾した液を冷ます。
③ 糯米は炊く1時間前に洗い、水切りする。いんげん豆の筋を取り、小口切りにする。
④ ①の赤小豆と水を火にかけ沸騰したら塩を入れ、弱火で15分間を目安に硬めに煮る。皮が破れないように注意する。煮汁を取っておく。
⑤ 炊飯器に糯米、赤小豆、蓮の実、②と④の液を同量ずつで糯米2合を炊く量入れて赤飯を炊く。
⑥ 熱した鍋にサラダ油をひき、いんげん豆を炒める。火が通ったらとうもろこしの粒を加えて炒め、塩で味を調え、⑤に入れて混ぜる。

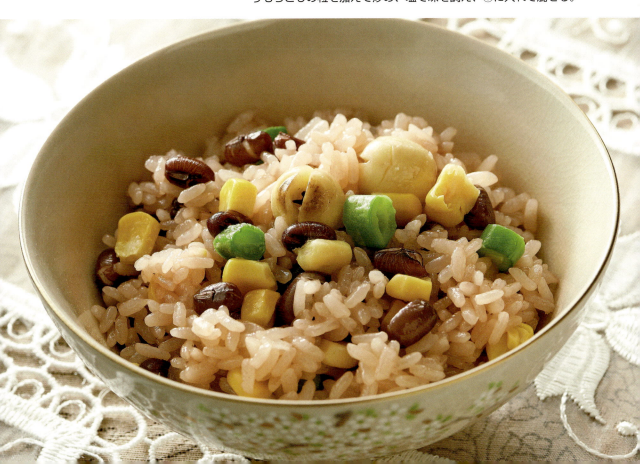

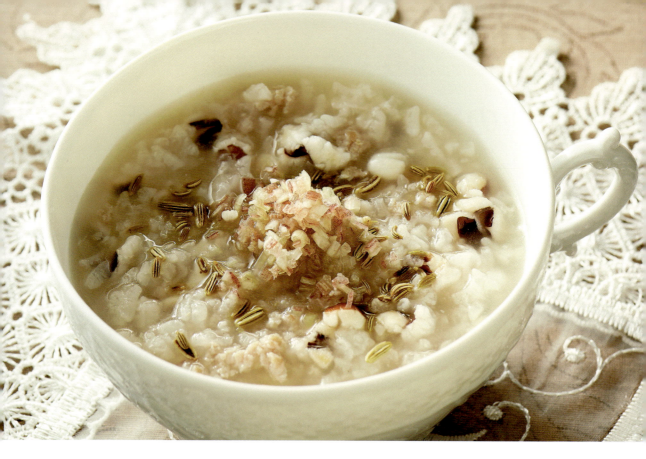

腎陽虚証 ● Recipe

鶏肉芡実粥(けんじつ)

温性の糯米(もちごめ)は補中益気(ほちゅうえっき)作用によって腎の陽気による虚弱を改善。
鶏肉は補中益気、補精添髄(ほせいてんずい)の作用により気を強く補います。
小茴香(しょううきょう)は肝、腎、脾、胃経に入り、温腎暖肝(おんじんだんかん)、散寒止痛(さんかんしつう)の作用があります。
芡実はオニバスの実。補腎固精(ほじんこせい)作用とともに収斂(しゅうれん)作用もあるので、
腎陽虚によるおりものに用います。

材料

- 糯米 …………………… 80g
- 鶏ひき肉 ……………… 50g
- 芡実 …………………… 30g
- 小茴香 ………………… 1g
- 茗荷(みょうが) ……… 1/2個
- 醤油 …………………… 小さじ2
- 紹興酒 ………………… 小さじ2
- 塩 ……………………… 少々

作り方

①芡実は一晩水に浸ける。茗荷はみじん切りにする。
②フライパンで小茴香を乾煎りにし、塩水をかけてさらに煎る。
③鶏ひき肉に紹興酒、醤油をよく混ぜる。
④深い鍋に洗った糯米、芡実、水600mlを入れ粥を炊き、③を加えて再度沸騰させる。
⑤塩、②を入れて味を調え、茗荷を散らす。

おりもの

雑病のトラブル

陰虚挟湿証（いんきょきょうしつしょう） ○ Recipe

ほたて貝と冬瓜(とうがん)の煮物

　滋陰類のほたて貝、百合根(ゆりね)、枸杞子(くこし)は、陰液を補給し、陰虚の症状と陰部の灼熱感、かゆみを改善。冬瓜、とんぶり、とうもろこしは清熱作用に加えて利尿作用もあり、陰虚湿熱(いんきょしつねつ)のおりものを改善します。

材料

- ほたて貝……………4個
- 冬瓜………………正味100g
- 百合根………………50g
- 枸杞子………………6g
- とんぶり………………6g
- とうもろこし粒（缶詰可）…30g
- サラダ油、片栗粉……適量
- 塩、胡椒………………少々

作り方

① ほたて貝は塩、胡椒をふって片栗粉をまぶす。熱した鍋にサラダ油をひき、両面を焼く。
② 百合根の黒いところを取り、1枚ずつ剥がして洗う。冬瓜を一口大に切る。枸杞子は水で戻す。
③ 深い鍋に、冬瓜、水400mlを入れ、火にかけ沸騰したら弱火で煮る。冬瓜が透明になったら①、百合根、とんぶり、とうもろこしの粒を加え、再び沸騰したら塩、胡椒で味を調えて枸杞子を加える。

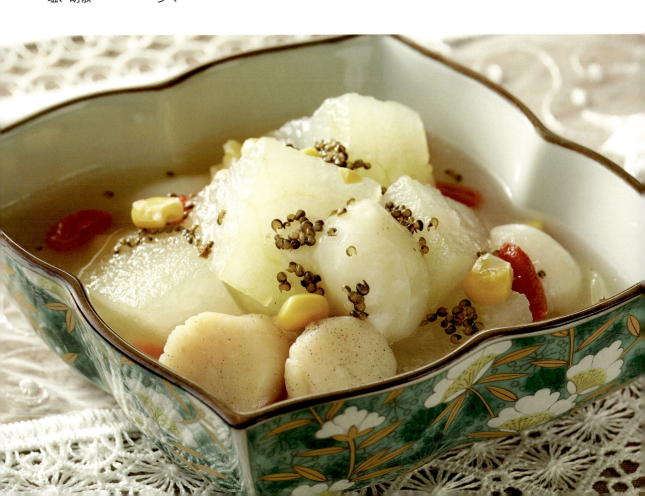

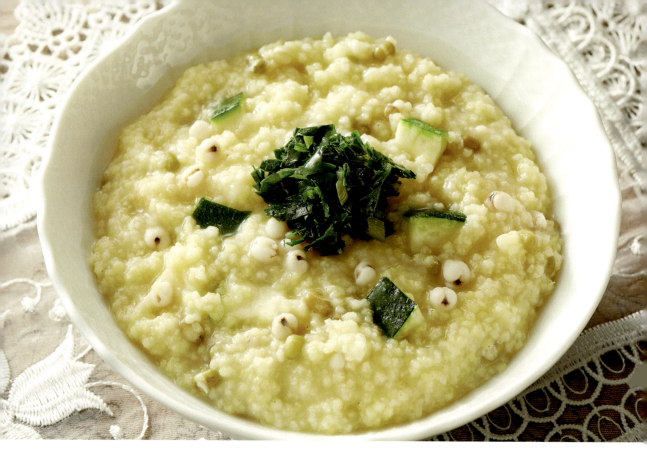

湿熱下注証 ◯ Recipe

はと麦と粟のお粥

涼性のはと麦、緑豆、粟は利尿作用によって熱を取ります。
ズッキーニとたんぽぽには清熱利尿 祛湿作用があります。
これらを合わせることで湿熱を尿から排泄させ、おりものの症状を緩和させます。

材料

はと麦	15g
粟	1合
緑豆	15g
ズッキーニ	1/2本
たんぽぽの葉	1株
塩	少々

作り方

①はと麦は水600mlに一晩浸ける。
②ズッキーニをさいの目に切る。たんぽぽの葉は湯通ししてみじん切りにする。
③鍋に①と①を浸けた水、緑豆、粟を入れ、弱火でゆっくり煮る。できあがる前にズッキーニを加え、塩で味を調えてたんぽぽの葉を散らす。

陰部のかゆみ

外陰部または膣内のかゆみは、ひどいと肛門の周囲にまで影響し、
耐えられなくなります。
おりものによるかゆみについては、
おりものの章の陰虚挟湿証と湿熱下注証（p.116）を参照してください。
この章ではおりものの不足により現れるかゆみについて説明します。

肝腎陰虚証（かんじんいんきょしょう）
薬膳処方（料理）：豚スペアリブと蓮根（れんこん）の煮物（p.122）

症状
- おりもの：減少またはまったく出ない
- 全　身：陰部の乾燥、萎縮、灼熱痛、かゆみ、性交痛（重度では性交困難）、めまい、耳鳴り、腰膝酸軟（腰と膝のだるさ・痛み）、熱感、発汗、煩熱、胸痞（胸のつかえ）、不眠、黄色の尿、乾燥した便
- 舌／脈：舌質紅、舌苔少／細数、沈、弦、細

治法 滋補肝腎（じほかんじん）、養精益血（ようせいえっけつ）

方薬 左帰丸（さきがん）

- 成　分：知母（ちも）、肉蓯蓉（にくじゅよう）、紫河車（しかしゃ）、麦門冬（ばくもんどう）、熟地黄（じゅくじおう）…各240g／山茱萸（さんしゅゆ）、菟絲子（としし）、亀板膠（きばんきょう）、鹿角膠（ろっかくきょう）、枸杞子（くこし）、山薬（さんやく）…各120g／牛膝（ごしつ）…90g
- 出　典：『景岳全書（けいがくぜんしょ）』

血枯瘀阻証（けっこおそしょう）
薬膳処方（料理）：鶏肉の十珍煮（じゅっちん）（p.123）

症状
- おりもの：減少またはまったく出ない
- 全　身：陰部の乾燥、かゆみ、顔色に艶がない、めまい、かすみ目、動悸、不眠、疲れ、無力感、紫暗色の経血、血の固まりが混じる、月経痛、肌荒れ、小腹部の固まり
- 舌／脈：舌質暗、舌辺の瘀点、瘀斑／細、渋

治法 補血益精（ほけつえきせい）、活血化瘀（かっけつかお）

方薬 小営煎（しょうえいせん）

- 成　分：丹参（たんじん）、桃仁（とうにん）、牛膝、熟地黄…各6～9g／当帰（とうき）、芍薬（しゃくやく）、山薬、枸杞子…各6g／炙甘草（しゃかんぞう）…3g
- 出　典：『景岳全書』

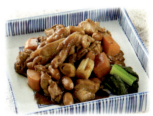

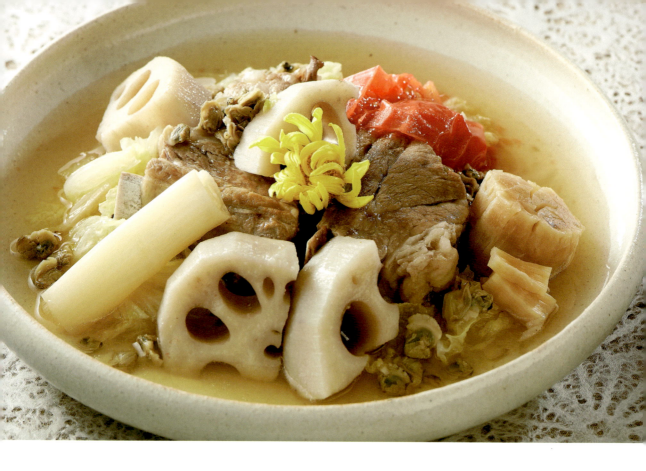

肝腎陰虚証 ◯ Recipe

豚スペアリブと蓮根の煮物

滋陰養血作用のある豚スペアリブ、貝柱は陰血を強く補給。
蓮根、しじみ、白菜、トマト、菊は熱を取り、かゆみを改善します。

材料

- 豚スペアリブ………500g
- 蓮根………………80g
- 白菜（中央のやわらかい葉）
  ………………100g
- 乾燥ほたて貝柱……2個
- 乾燥しじみ…………30g
- トマト………………1個
- 食用菊………………1個
- 肉桂（にっけい）……3g
- 八角茴香（はっかくういきょう）……1個
- 生姜薄切り…………5枚
- 葱……………………5cm
- 紹興酒、醤油……各大さじ3
- 塩……………………少々

作り方

① ほたて貝柱は水で戻す。蓮根は皮をむき、四つに切り、8mm幅に切る。白菜はざく切り、トマトは乱切りにする。食用菊をほぐす。
② 豚スペアリブは湯通ししてきれいに洗う。別の鍋にスペアリブ、ほたて貝柱、肉桂、八角茴香、生姜、葱、紹興酒、醤油、たっぷりの水を入れて強火にかけ沸騰したら、しじみ、蓮根を加え、弱火で肉がやわらかくなるまで煮る。
③ ②に白菜とトマトを加え、さらに煮る。火が通ったら塩で味を調えて食用菊を散らす。

陰部のかゆみ

雑病のトラブル

血枯瘀阻証 Recipe
鶏肉の十珍煮

吉林人参、白朮、党参は気を補い、熟地黄、当帰、白芍、川芎は血を養います。姜黄、紅花は身体を強く温めて血流を促進し、茯苓は利尿作用で健脾することで瘀阻状態を改善。補気作用のある鶏肉は気血を補益するため、気と血を生成して身体を強く補い、にんじん、ほうれん草、落花生は血を養います。これらを合わせることで血枯瘀阻による陰部のかゆみを改善します。

材料

十珍
- 吉林人参、党参、白朮、茯苓、熟地黄、当帰、白芍、川芎、姜黄……各3g
- 紅花……………………1g

鶏もも肉……………………200g
にんじん……………………100g
ほうれん草……………………2株
落花生……………………50g
葱……………………3cm
生姜薄切り……………………3枚
サラダ油、紹興酒、醤油……各大さじ1
塩、胡椒……………………少々

作り方

① 土鍋に十珍、水500mlを入れ、30分間浸ける。火にかけ沸騰したら弱火で30分間煎じて濾す。
② 鶏もも肉はひと口大に切り、紹興酒、醤油で下味をつける。
③ にんじんは皮をむき、角切りにする。ほうれん草は湯通しして2cmの長さに切る。
④ 熱した鍋にサラダ油をひき、②を軽く炒めたら、①の濾した液、にんじん、落花生、葱、生姜を加えて煮る。汁を煮詰め、塩、胡椒で味を調える。
⑤ 器に④を盛り、ほうれん草を添える。

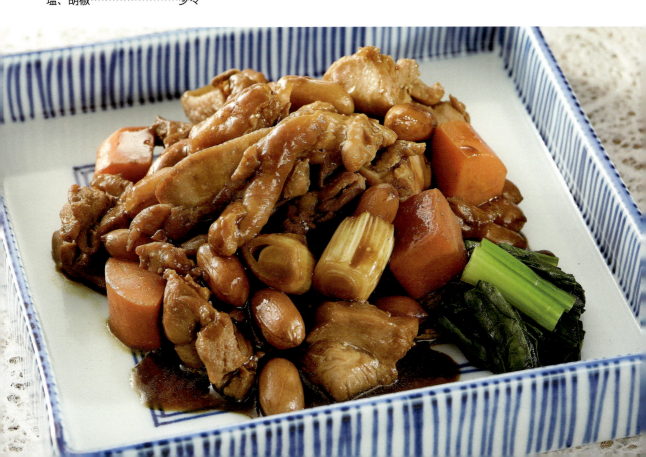

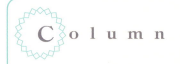

傅青主と『傅青主女科』

　本書では、『傅青主女科』という本から多くの方薬を紹介しています。この本の作者は傅青主。一体どのような人物なのでしょうか？

　傅青主（1607～1684年）は、名は傅山、字が青主で、明の末期、山西省の陽曲（現在の太原市）の生まれです。医学以外に経学・理学・仏学・詩・絵・字・金石学などに精通する著名な学者で、『老子注』『荘子注』『管子注』『荀子注』『列子注』『鬼谷子注』『公孫龍子注』『淮南子注』など春秋戦国時代の諸子百家に関する書物を執筆しました。これらの原書は、現在も山西博物院に収蔵されています。山水、竹、梅、蘭などの水墨画や草書、篆刻などの書も得意で、その優れた芸術性は、中国古典の書画芸術のなかで高く評価されています。

　もちろん医学にも精通しており、内科・婦人科・小児科・外科などにおいて高いレベルの見識をもっていました。『傅青主女科』はとくに婦人科について書かれている本です。清の時代の著名人である張鳳翔は"自後漢張仲景創立方書以来、幾二千年、専門名家罕有窮其奥者。先生以余事及之、遽通乎神……其診疾也微而蔵、其用方也奇而法、有非東垣、丹渓諸人所能及者（後漢の時代に張仲景が方術の書を記した後、約2000年の間、張仲景の学術の神髄を明らかにする名手がいたでしょうか？　傅山先生はそれを簡単に解明しました。彼は診察も治療も上手で、東垣、丹渓ら名医のような技術を持っています）"と書いています。このように、傅山は金・元時代の「4大名医」の一角を占める東垣、丹渓と並ぶ名医とされています。そんな傅青主が著した『傅青主女科』は今なお世に広く伝わり、人々に幸福をもたらしているのです。

不妊症に対する薬膳レシピ

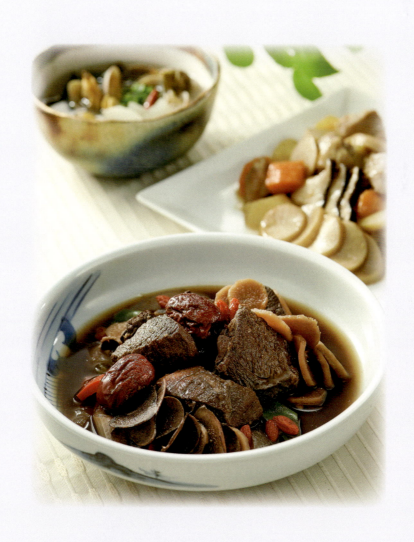

不妊症

不妊症とは、生育年齢の男女が避妊をしないにもかかわらず

2年以上妊娠しないことをさします。

一度も妊娠の経験がなく妊娠しない「原発性不妊症」と、

流産後あるいは産後に2年以上妊娠しない「続発性不妊症」があります。

妊娠、出産が可能な年齢は、

一般的に初潮がみられる10代前半から約50才の絶経まで。

初潮からの数年間は、妊娠出産の準備が十分ではないため妊娠率は低く、

妊娠と出産の能力が高くなる10代後半から35才くらいまでが妊娠しやすい年齢といえます。

35才以降は生殖器官の能力低下により妊娠が難しくなり、

50才以上での妊娠、出産はほとんどありません。

月経・妊娠のメカニズム

　順調な月経は妊娠に欠かせないため、まずは月経のしくみを理解することが重要。詳細はp.14を参照してください。

妊娠の条件

　p.18を参照してください。

西洋医学での不妊症の原因

　不妊症の原因は40％が女性側、40％が男性側、そして20％が双方によるものといわれています。男女それぞれに原因があるため、女性だけでなく男性の不妊の原因についても考える必要があります。

1. 女性の要因

① 排卵障害

- ・卵巣の発育不全、炎症、腫瘍、創傷
- ・間脳、下垂体の機能不全
  - →無排卵（卵巣、下垂体系の異常により卵が育たないか、育っても排卵できないため）
- ・無月経などの月経不順
- ・多嚢胞性卵巣症候群（PCOS）
- ・早期卵巣機能不全
- ・黄体機能不全

② 子宮頸管の要因：精子が子宮内に入る過程での障害

子宮頸管では子宮頸部から粘液が分泌され、精子の輸送経路としてはたらきます。この粘液の産生が質的・量的に障害されることがあります。

③ 子宮の要因：排卵障害・着床障害

子宮内膜症によって卵巣の内部や周囲に病巣ができると、卵の発育が妨げられ排卵が障害されます。子宮筋腫、子宮内膜ポリープ、子宮内膜炎や癒着などがあると、内膜が厚くならないため受精卵が着床できません。内分泌機能の失調により、子宮内膜が発育不良の場合もあります。帝王切開後の不妊は、帝王切開瘢痕症候群が原因のことも多くあります。

④ 卵管の要因：受精卵の卵管から子宮への移動過程での障害

卵管の閉鎖、炎症、奇形、狭窄などの通過障害がある場合は、子宮外妊娠を起こしやすくなります。

2. 男性の要因

① 精子の要因

精子の生成不良（精巣の発育不全・炎症・損傷・手術摘出・放射線照射など）により正常な精子の産生が障害されている場合、精管の閉鎖、炎症、奇形などの原因による射精の障害、精子が子宮内に入る過程での障害、受精の障害などが原因となります。

② 神経系の異常などによる射精不能

3. そのほかの要因

体質、肥満、過度な性生活、ストレス、虚弱体質、体重減少性無月経、月経不順なども不妊症で多い原因です。過労、神経性食欲不振、栄養不良、内分泌の疾病、結核なども原因となります。

中医学での不妊症

宋の時代の陳白明の著『婦人大全良方』に、妊娠について次のように書いてあります。

"合男女必当其年。男雖十六而精通，必三十而娶，女雖十四而天癸至，必二十而嫁。皆欲陰陽完実，然後交合，則交而孕，孕而育，育而為子，堅壮強寿。今未笄之女，天癸始至，已近男色，陰気早泄，未完而傷，未実而動，是以交而不孕，孕而不育，育而子脆不寿，此王之所以無子也"

「性交については男女ともに適切な年齢にならないとしてはいけない。男性は16才で射精ができるようになるが、30才にならないと結婚してはいけない。女性は14才で月経がはじまるが、20才にならないと結婚してはいけない。この年齢で男女の陰陽が成熟するため、この時期になってから子供を作ることができ、生まれてくる子供は健康で長生きできる。しかし、初潮の時期、思春期で男性と接触すると、陰気が成熟する前に精気が早く漏れてしまい、不妊症になり、流産しやすくなる」という意味です。昔は婚前の性交が禁止されていました。身体の陰と陽の発育、精気の貯蔵が重要だからです。

中医学での不妊症の病因病機

① 腎虚

気虚・陽虚・陰虚などの原因で精血が不足し、太腎気が虚損。太衝脈・任脈に注ぐ精血が少なくなり、卵巣や子宮を養うことが難しくなります。
・腎気虚体質・腎陽虚・腎陰虚などの虚弱体質
・性生活の不節
・繰り返す流産
・高齢化、晩婚、仕事など老化・過労によって腎が弱くなる

② 肝鬱気滞

精神的な原因で肝気が疏泄できず、気の巡りが鬱滞し、太衝脈・任脈の調節が悪くなります。
・気鬱体質
・七情のうち怒・思・憂・悲などのマイナスの感情による緊張不安・情緒不調
・妊娠できないことによる肝気鬱結で、さらに不妊となる

③ 痰湿阻滞

痰湿によって経絡の流れが阻滞し、気機（気の運動）が調達できず、太衝脈・任脈の調節が悪くなります。
・痰湿体質
・脾腎気虚による水湿停滞・飲食不節による脾気不運

④ 瘀血

血瘀体質、または瘀血によって卵巣、子宮とつながる経絡が阻滞し、卵子と精子の受精ができなくなります。
・血瘀体質
・寒邪・湿邪・熱邪の影響・月経期間の性生活

128

腎気虚証 …… 薬膳処方（料理）：鶏肉とエリンギの炒め物 (p.133)

症状

- 月経周期：月経不順、無月経（閉経）
- 経　　血：増加または減少、暗い色
- 全　　身：不妊、めまい、耳鳴り、腰膝痠軟（腰と膝のだるさ・痛み）、疲労感、小便清長
- 舌／脈：舌質淡、舌苔白／沈細、尺脈、弱

治法　補腎益気、調補衝任

方薬①　毓麟珠

- 成　　分：人参、白朮、茯苓、芍薬、杜仲、鹿角霜、川椒…各60g／川芎、炙甘草…各30g／当帰、熟地黄、菟絲子…各120g
- 出　　典：『景岳全書』

方薬②　人参養栄湯

- 成　　分：熟地黄、当帰、炒白朮、茯苓…各4g／芍薬、陳皮、炒遠志…各2g／人参…3g／炙甘草、五味子…各1g／黄耆…1.5g／桂心…2.5g／生姜、大棗
- 出　　典：『太平恵民和剤局方』

食薬　補気類

- 食　　材：ローヤルゼリー、いんげん豆、椎茸、霊芝、栗、じゃが芋、南瓜、さつま芋、キャベツ、カリフラワー、燕麦、粳米、糯米、鱈、鰯、鰹、石持、真魚鰹、鱸、鰻、牛肉、鶏肉、豚マメ
- 中　　薬：吉林人参、党参、太子参、西洋参、白朮、黄耆、山薬、甘草、大棗

腎陽虚証 …… 薬膳処方（料理）：鹿肉の鹿茸肉蓯蓉煮 (p.134)

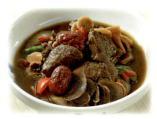

症状

- 月経周期：月経が遅れるか止まる
- 経　　血：淡暗色
- 全　　身：不妊、性欲減退、小腹部の冷痛、めまい、耳鳴り、おりものが多量で希薄、腰膝痠軟、目のまわりや顔色、唇が暗く艶がない
- 舌／脈：舌質淡暗、舌苔白／沈細、尺脈弱

治法　温腎暖宮、調補衝任

方薬①　温胞飲

- 成　　分：巴戟天、補骨脂、菟絲子、肉桂、附子、杜仲、白朮、山薬、芡実、人参…各等分
- 出　　典：『傅青主女科』

方薬②　右帰丸

- 成　　分：熟地黄…240g／山薬、菟絲子、鹿角膠、杜仲…各120g／山茱萸、枸杞子、当帰…各90g／肉桂…60g／附子…60〜180g
- 出　　典：『景岳全書』

方薬③	亀鹿二仙 膠
成　　分	：亀板…5000ｇ／鹿角…2500ｇ／枸杞子…900ｇ／人参…450ｇ
出　　典	：『医方考』

食薬①	助陽類
食　　材	：胡桃、海老、なまこ、いわな、羊肉、鹿肉、すずめ、熊肉
中　　薬	：鹿茸、冬虫夏草、肉蓯蓉、淫羊藿、仙茅、巴戟天、杜仲、益智仁、菟絲子、紫河車、海馬、韮子

食薬②	補気類
食　　材	：ローヤルゼリー、いんげん豆、椎茸、霊芝、栗、じゃが芋、南瓜、さつま芋、キャベツ、 カリフラワー、燕麦、粳米、糯米、鱈、鰯、鰹、石持、真魚鰹、鱸、鰻、牛肉、鶏肉、豚マメ
中　　薬	：吉林人参、党参、太子参、西洋参、白朮、黄耆、山薬、甘草、大棗

食薬③	温裏類
食　　材	：にら、韮子、唐辛子、ピーマン、黒砂糖、桂花、鮭、鰺、鱒
中　　薬	：肉桂、乾姜、花椒、胡椒、丁香、小茴香

腎陰虚証 (肝腎陰虚証)・・・・・・・・・・・・薬膳処方 (料理)：豚スペアリブの銀耳煮 (p.135)

症　状	
月経周期	：月経が早く来るか遅れる、月経停止 (閉経)、不正出血
経　　血	：減少、鮮紅色
全　　身	：不妊、痩せる、めまい、耳鳴り、腰膝痠軟 (腰と膝のだるさ・痛み)、 動悸、かすみ目、不眠、多夢、五心煩熱 (手足の裏と心の熱感)、 皮膚と陰部の乾燥、おりものが多量で希薄
舌 ／ 脈	：舌質紅、乾燥、舌苔少／細または細数

| 治　法 | 滋腎養血、調補衝任 |

方薬①	養精種玉湯と二至丸を合わせる
成　　分	：養精種玉湯：熟地黄…30g／山茱萸、当帰、芍薬…各15g 二至丸：女貞子 、旱蓮草…各10g
出　　典	：養精種玉湯『傅青主女科』／二至丸『医方集解』

方薬②	左帰丸
成　　分	：熟地黄…240ｇ／山薬、山茱萸、枸杞子、菟絲子、鹿角膠、亀甲膠…各120ｇ／川牛膝…90ｇ
出　　典	：『景岳全書』

方薬③	七宝美髯丹
成　　分	：熟何首烏、茯苓…各500ｇ／酒懐牛膝…250ｇ／酒当帰、酒枸杞子、酒菟絲子…各240ｇ／ 補骨脂…120ｇ
出　　典	：『医方集解』

食薬①	養血類
食　　材	：にんじん、ほうれん草、落花生、竜眼肉、ぶどう、ライチ、豚レバー、豚ハツ、豚足、いか、たこ、赤貝
中　　薬	：当帰、熟地黄、何首烏、白芍、阿膠

食薬②	滋陰類
食　　材	：いちご、小松菜、アスパラガス、銀耳、松の実、黒胡麻、白胡麻、烏骨鶏、鴨肉、たまご、 豚肉、牛乳、チーズ、亀肉、すっぽん、あわび、牡蠣、マテ貝、ムール貝、ほたて貝
中　　薬	：百合、枸杞子、桑椹、女貞子、石斛、沙参、玉竹、黄精、麦門冬、亀板、鼈甲

130

不妊症

肝気鬱結証　　　　　　　　　　　　　　　薬膳処方（料理）：蕎麦大根餅 (p.136)

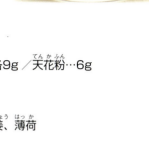

症状
- 月経周期：月経が早く来るか遅れる
- 経　　血：増加または減少、色が暗い、血の固まりが混じる
- 全　　身：不妊、月経痛、月経前の煩躁（落ち着きがない）、怒りっぽい、胸脇および乳房の張りと痛み、精神不安、ため息
- 舌／脈：舌質暗紅、舌辺瘀斑／弦、細

治法　疏肝解鬱、理血調経

方薬①　開鬱種玉湯
- 成　　分：芍薬…30g／当帰、白朮…各15g／牡丹皮、茯苓、香附子…各9g／天花粉…6g
- 出　　典：『傅青主女科』

方薬②　逍遥散
- 成　　分：当帰、芍薬、柴胡、白朮、茯苓…各30g／炙甘草…15g／煨姜、薄荷
- 出　　典：『太平恵民和剤局方』

食薬①　理気類
- 食　　材：玉葱、薤白、刀豆、えんどう豆、蕎麦、オレンジ、文旦、みかん、金柑
- 中　　薬：枳実、玫瑰花、橘皮、青皮、仏手、木香、大腹皮、荔枝核、烏薬、厚朴、香橼、香附子、緑萼梅、茉莉花

食薬②　活血化瘀類
- 食　　材：チンゲン菜、甜菜、慈姑、酢
- 中　　薬：三七、川芎、鬱金、姜黄、莪朮、丹参、益母草、紅花、桃仁、月季花、凌霄花

瘀滞胞宮証　　　　　　　　　　　　　　　薬膳処方（料理）：姜黄と当帰入り鶏鍋 (p.137)

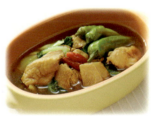

症状
- 月経周期：月経が遅れる、時に月経不順、不正出血
- 経　　血：増加または減少、黒色、血の固まりが混じる
- 全　　身：不妊、月経痛（ひどいと次第に痛みが悪化、血の固まりが出ると楽になる）、肛門の重い痛み、性交痛
- 舌／脈：舌質紫暗、舌辺瘀点／弦または弦細渋

治法　逐瘀蕩胞、調経助孕

方薬①　小腹逐瘀湯
- 成　　分：当帰、蒲黄…各9g／没薬、川芎、芍薬、五霊脂…各6g／肉桂、乾姜、延胡索…各3g／小茴香…1.5g
- 出　　典：『医林改錯』

方薬②　生化湯
- 成　　分：全当帰…24g／川芎…9g／桃仁…6g／乾姜、甘草…各2g
- 出　　典：『傅青主女科』

食薬①　活血化瘀類
- 食　　材：チンゲン菜、甜菜、慈姑、酢
- 中　　薬：三七、川芎、鬱金、姜黄、莪朮、丹参、益母草、紅花、桃仁、月季花、凌霄花

食薬②　理気類
- 食　　材：玉葱、薤白、刀豆、えんどう豆、蕎麦、オレンジ、文旦、みかん、金柑
- 中　　薬：枳実、玫瑰花、橘皮、青皮、仏手、木香、大腹皮、荔枝核、烏薬、厚朴、香橼、香附子、緑萼梅、茉莉花

131

痰湿内阻証 ·········· 薬膳処方（料理）：あさりとかぶのスープ (p.138)

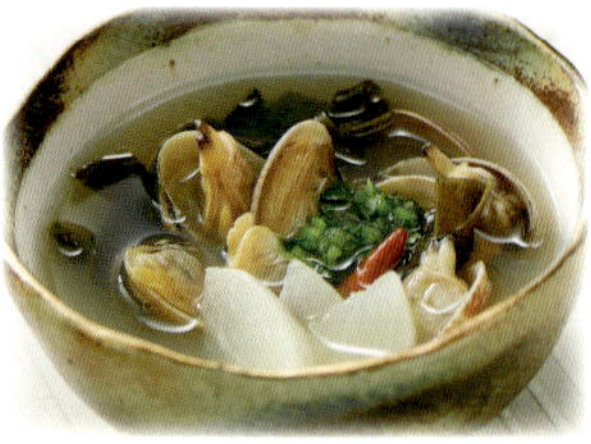

症状

月経周期：月経が遅れる、月経停止（閉経）

経　　血：増加または減少、黒色、血の固まりが混じる

全　　身：若齢期の肥満傾向、頭重感、めまい、動悸、胸痞（胸のつかえ）、
　　　　　顔や眼の浮腫、顔が㿠白（むくみ白く光っている）、
　　　　　おりものが多量、白色、粘稠

舌／脈：舌質淡、舌体胖大、舌苔白膩／滑

治法　燥湿化痰、理気調経

方薬①　蒼附導痰丸

成　　分：蒼朮、香附子…各100g／陳皮、茯苓…各75g／胆南星、枳殻、半夏、炙甘草…各50g

出　　典：『葉氏女科証治、調経』

方薬②　啓宮丸

成　　分：川芎、制半夏、白朮、香附子…各60g／茯苓、神曲…各30g／陳皮、炙甘草…各12g

出　　典：『医方集解』

食薬①　化痰類

食　　材：海苔、昆布、海藻、水母、あさり、黒慈姑、里芋、筍、糸瓜、春菊、からし菜、桔梗、莱菔子

中　　薬：旋復花、栝楼、貝母、竹茹、冬瓜子

食薬②　利水滲湿類

食　　材：金針菜、菊芋、冬瓜、白瓜、鯉、鮒、鱧、白魚、蛤、赤小豆、大豆、黒豆、蚕豆、とうもろこし

中　　薬：車前子、冬瓜皮、茯苓、葫芦、薏苡仁

不妊症

腎気虚証 Recipe

鶏肉とエリンギの炒め物

鶏肉、エリンギ、じゃが芋は気を補い、にんじんは血を養うとともに健脾作用を発揮。吉林人参、菟絲子は温めることで気を補い、当帰は養血作用によって月経を調節します。

材料

- 吉林人参……10g ┐
- 菟絲子………10g │A
- 当帰………6g ┘
- 鶏もも肉………200g
- エリンギ………1本
- じゃが芋（小）…1個
- にんじん………80g
- 葱………5cm
- 生姜薄切り…5枚
- 紹興酒、醤油…各大さじ1
- サラダ油………適量
- 片栗粉…………適量
- 塩、胡椒………少々

作り方

① Aを水300mlに30分間浸ける。火にかけ沸騰したら弱火で30分間煎じて濾す。
② 鶏もも肉はひと口大に切り、紹興酒、醤油をふって下味をつける。炒める前に片栗粉をまぶす。
③ じゃが芋、にんじんは皮をむき、乱切りにする。エリンギは輪切り、葱は小口切りにする。
④ 熱した鍋にサラダ油をひき、生姜を炒め、②と葱を加えてさらに炒める。火が通ったら取り出す。
⑤ 同じ鍋でじゃが芋、にんじんの側面を焼いたら、①の濾した液を入れ、弱火で煮る。じゃが芋、にんじんがやわらかくなったらエリンギ、④の鶏もも肉、葱、生姜を加えて混ぜ炒め、塩、胡椒で味を調える。

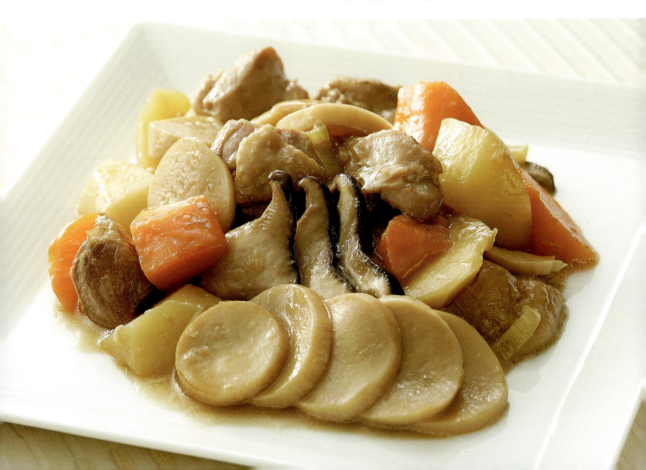

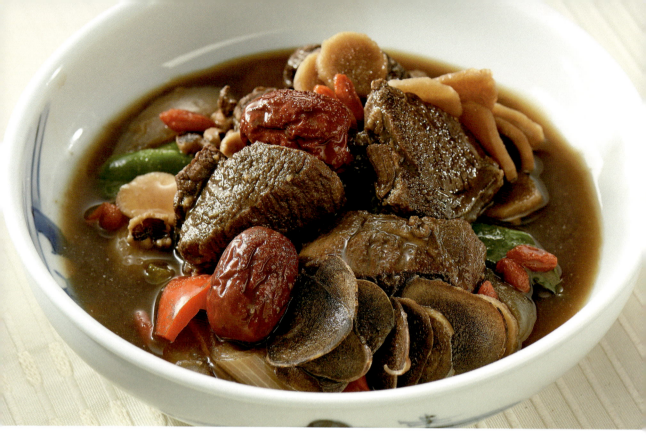

腎陽虚証 ○ Recipe

鹿肉の鹿茸肉蓯蓉煮

　　　　　鹿肉、鹿茸は腎陽を温めて強壮し、月経を調節します。
　　肉蓯蓉、淫羊藿は補腎助陽作用があり、陽虚による不妊症によく使います。
　　　山薬、芡実、大棗は気を補います。枸杞子は益精補腎作用があり、精力を高め、
　　　　　　陽中補陰をしながらほかの食薬の温熱性を調和します。
　　　肉桂、八角茴香、小茴香、月桂葉、ピーマン、玉葱、生姜、葱、紹興酒は身体を温めます。

材料

鹿茸………10g	大棗(種を取る)…6個
肉蓯蓉………30g	枸杞子………10g
淫羊藿………15g	ピーマン(赤・緑)…各1/2個
A 肉桂………3g	玉葱(中)………1個
八角茴香………1個	生姜薄切り………10枚
小茴香………3g	葱………1本
月桂葉………1枚	紹興酒………大さじ2
鹿肉………200g	醤油………大さじ2
山薬………30g	塩、胡椒………少々
芡実………30g	

作り方

① Aを水500mlに1時間浸ける。火にかけ沸騰したら弱火で1時間煎じて濾す。

② 玉葱はくし型切りに、葱はぶつ切りにする。鹿肉は大きめのひと口大に切り、湯通しして取り出す。

③ 圧力鍋に①の濾した液、②、紹興酒、醤油、山薬、芡実、大棗、枸杞子、生姜、水を加減しながら入れて蒸気が上がったら弱火で40分間ほど煮る。

④ ③を冷まして別の鍋に移し、乱切りにしたピーマンを加えて煮詰める。塩、胡椒で味を調える。

不妊症

腎陰虚証（肝腎陰虚証） Recipe

豚スペアリブの銀耳煮

滋陰養血作用のある豚のスペアリブ、
銀耳、貝柱、ムール貝、枸杞子、うずらの卵、小松菜を合わせることで、
陰血を滋養し、月経のもとである血を補充します。
淫羊藿は補腎助陽の作用があり、陽虚による不妊症によく使います。
滋陰のメニューに加えることで陰中補陽作用が現れ、陰血を作る陽気を補充し、
腎陰虚を改善する力が強くなります。

材料

- 豚スペアリブ………200g
- 銀耳………………5g
- 乾燥ほたて貝柱……2個
- 干しムール貝………6個
- 枸杞子………………12g
- うずらの茹で卵……2個
- 小松菜………………2株
- 淫羊藿………………15g
- 生姜薄切り…………5枚
- 葱……………………5cm
- 八角茴香……………1かけ
- 紹興酒、醤油………各大さじ2
- 塩、胡椒……………少々

作り方

①小松菜は湯通しして2cmの長さに切る。ほたて貝柱、ムール貝、銀耳はそれぞれ水で戻す。淫羊藿はティーバッグに入れる。

②深い土鍋に①を戻した水、小松菜以外の材料、水を加減しながら入れる。火にかけ沸騰したら弱火でスペアリブがやわらかくなるまで煮詰める。塩、胡椒で味を調え、小松菜を添える。

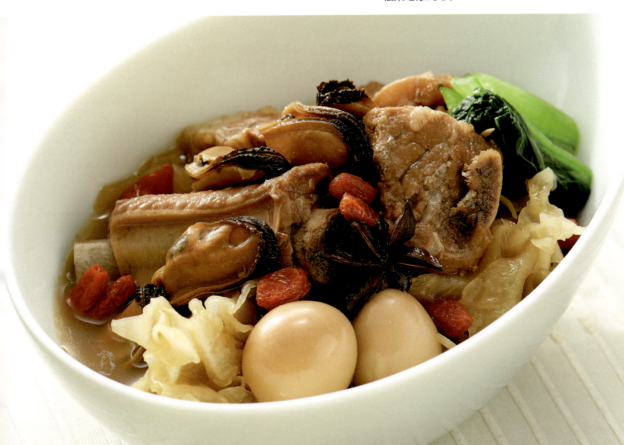

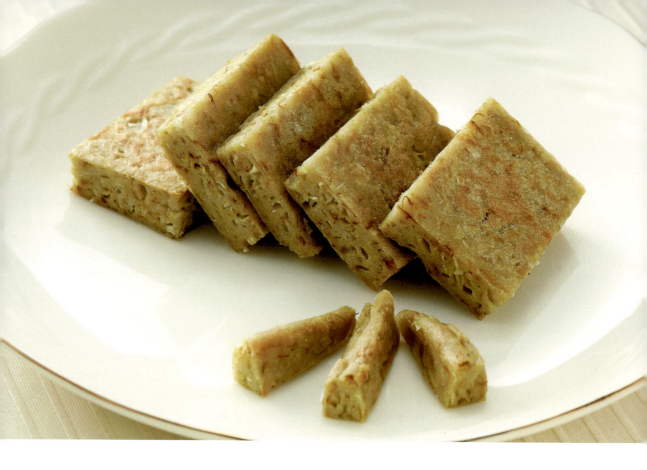

肝気鬱結証 Recipe
蕎麦大根餅
（そば）

蕎麦は下気消食によって気の下降を、大根、葱は辛味で気の巡りを促進。
紅花は活血通絡作用があり、これらを合わせることで肝気鬱結の月経不順を改善します。

材料
- 蕎麦粉……………100g
- 小麦粉……………20g
- 大根………………30g
- 葱…………………10cm
- 紅花………………1g
- サラダ油…………大さじ1
- 塩、胡椒…………少々

作り方
① 大根の皮をむき、千切りにする。ボウルに入れ、塩で揉んで水気を絞る。絞り汁は残す。葱はみじん切りにする。
② 大根、葱、蕎麦粉、小麦粉、紅花、胡椒を混ぜ合わせ、絞り汁150ml（足りない分は水をたす）を加え泥状にする。
③ 熱したフライパンにサラダ油をひき、②を広げ、両面を焼く。

不妊症

瘀滞胞宮証（おたいほうきゅうしょう） Recipe

姜黄と当帰入り鶏鍋
きょうおう　とうき

姜黄と当帰、チンゲン菜は血流を促進し、当帰は養血調経（ようけつちょうけい）作用もあります。
しし唐と唐辛子は身体を温め、血流を促進します。

材料

鶏もも肉	150g
姜黄	6g
当帰	6g
チンゲン菜	1株
しし唐	6本
唐辛子	2本
葱	10cm
生姜薄切り	5枚
紹興酒、醤油	各大さじ2
塩、胡椒、ラー油、ごま油	少々

作り方

①鶏もも肉はひと口大に切り、湯通しする。チンゲン菜は洗ってざく切りにする。しし唐を洗う。葱はぶつ切りにする。

②土鍋に姜黄、当帰、唐辛子、水500mlを入れる。火にかけ沸騰したら弱火で30分間煎じる。

③②に生姜、葱、鶏もも肉、チンゲン菜、しし唐の順に入れ、沸騰してから中火で10分間煮る。紹興酒、醤油を加えてさらに10分間煮る。塩、胡椒、ラー油、ごま油で味を調える。

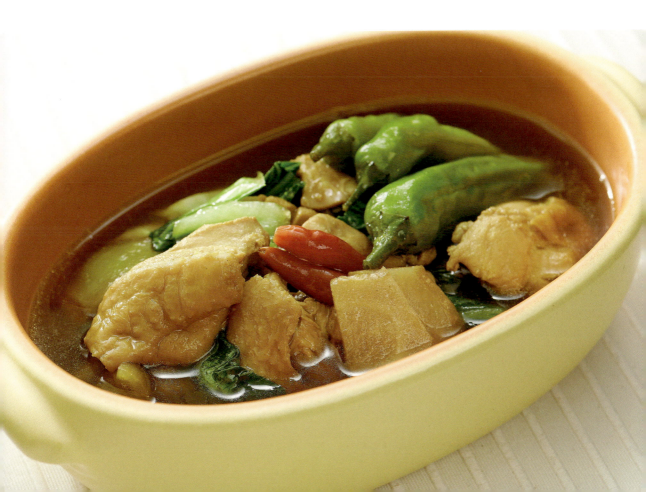

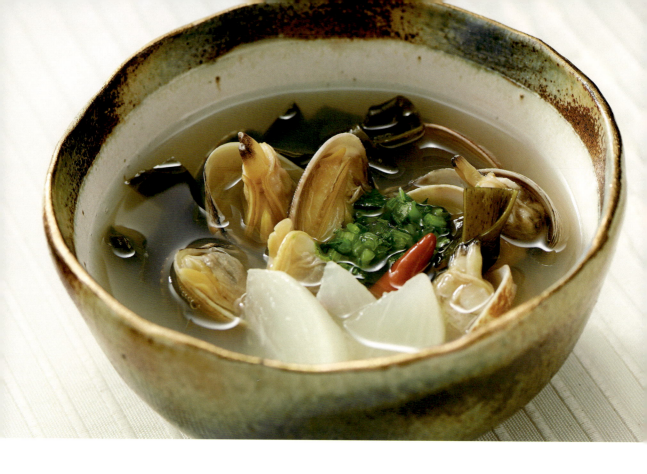

痰湿内阻証 Recipe

あさりとかぶのスープ

痰湿がたまると月経不順になりやすく、妊娠が難しくなります。
あさりと昆布は痰湿を取り除き、かぶは下気寛中で痰湿を解消。
辛味、温性の生姜、唐辛子はあさりと昆布の寒性を緩和します。
痰湿が取れると気の巡りがよくなり、月経が順調に。

材料

- あさり……………………200g
- かぶ………………………1/2個
- 乾燥昆布…………………20g
- 生姜薄切り………………5枚
- 唐辛子……………………1本
- 紹興酒……………………大さじ1
- 塩、胡椒…………………少々

作り方

① かぶは皮をむき、くし型切りにする。葉はみじん切りにする。
② 鍋に昆布、生姜、唐辛子、水400mlを入れ、昆布がやわらかくなるまで中火で煮る。昆布を取り出して適当な大きさに切る。
③ ②の鍋にかぶ、昆布、あさり、紹興酒を加え、蓋をして中火で煮込む。あさりの口が開いたらかぶの葉を加え、塩、胡椒で味を調える。

月経周期に対する薬膳レシピ

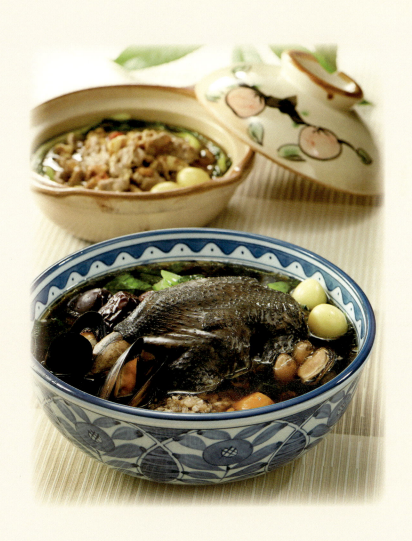

月経周期

月経とは、女性ホルモンの刺激によって子宮に現れる周期的な現象で出血をともないます。出血の1日目を周期の第1日目とし、前後の月経の1日目との間隔、約28日間を月経周期とします。子宮内膜が剥離して出血する期間である「月経期」、出血が終わってから子宮内膜が修復する期間である「増殖期」、新たに成熟した卵子を排泄し、受精卵の着床を準備する期間である「分泌期」に分けられます。順調な月経は妊娠に繋がる重要な要素ですので、それぞれの期間に合わせて、薬膳のメニューを考えます。

月経周期の区分

月経	月経期	増殖期	分泌期
期間	1～4日	5～14日	15～28日
	排卵後未授精	卵胞発育・成熟	排卵後黄体生成・発育
体温	低温期へ	低温期	高温期
薬膳	温	温	温・平
	月経出血を順調にする	体力・子宮の回復	子宮内膜増厚・着床準備
治法	理気調血	滋陰養血	温陽活血・温陽養陰

月経期　　　　　　　　　　薬膳処方（料理）：えんどう豆といかのスープ (p.142)

- **治法**　理気調血
- **方薬**　生化湯（せいかとう）
- **成分**　全当帰（ぜんとうき）…24g／川芎（せんきゅう）…9g／乾姜（かんきょう）、甘草（かんぞう）…各2g／香附子（こうぶし）、木香（もっこう）…各6g
- **出典**　『傅青主女科（ふせいしゅじょか）』
- **食薬**　理気調血
- **食材**　玉葱、薤白、えんどう豆、蕎麦、オレンジ、文旦、みかん、きんかん、にんじん、ほうれん草、落花生、竜眼肉（りゅうがんにく）、ぶどう、ライチ、豚のレバー・ハツ、豚足、いか、たこ、赤貝、チンゲン菜、桃仁（とうにん）、酢
- **中薬**　枳実（きじつ）、玫瑰花（まいかいか）、陳皮（ちんぴ）、青皮（せいひ）、仏手（ぶっしゅ）、木香（もっこう）、大腹皮（だいふくひ）、茘枝核（れいしかく）、烏薬（うやく）、厚朴（こうぼく）、香櫞（こうえん）、香附子（こうぶし）、緑萼梅（りょくがくばい）、茉莉花（まつりか）、当帰（とうき）、熟地黄（じゅくじおう）、何首烏（かしゅう）、白芍（びゃくしゃく）、阿膠（あきょう）、三七（さんしち）、川芎（せんきゅう）、鬱金（うこん）、姜黄（きょうおう）、莪朮（がじゅつ）、丹参（たんじん）、益母草（やくもそう）、紅花（こうか）、月季花（げっきか）、凌霄花（りょうしょうか）

月経がはじまって1～4日の時期で、ここでは月経を順調にすることが重要です。

月経周期

増殖期　　　　　　　　　　　　　　　　薬膳処方（料理）：烏骨鶏の煮物 (p.143)

- **治　法**　滋陰養血
- **方　薬**　養精種玉湯
- 成　分：熟地黄…30g／山茱肉、当帰、芍薬…各15g
- 出　典：『傅青主女科』
- **食　薬**　滋陰養血
- 食　材：にんじん、ほうれん草、落花生、竜眼肉、ぶどう、ライチ　豚のレバー・ハツ、豚足、いか、たこ、赤貝、いちご、小松菜、アスパラガス、銀耳、松の実、黒胡麻、白胡麻、烏骨鶏、鴨肉、たまご、豚肉、牛乳、チーズ、すっぽん、あわび、牡蠣、ほたて貝
- 中　薬：当帰、熟地黄、何首烏、白芍、阿膠、百合、枸杞子、桑椹、女貞子、石斛、沙参、玉竹、黄精、麦門冬、亀板、鼈甲

月経がはじまって5〜14日の時期です。月経の出血が終わり、卵胞が新たに発育、子宮内膜が増殖するので、陰血を滋養し、気を補うことが重要です。

分泌期　　　　　　　　　　　　　　　　薬膳処方（料理）：羊肉枸杞子湯 (p.144)

- **治　法**　温陽活血・温陽養陰
- **方　薬①**　右帰丸
- 成　分：熟地黄…240g／山薬、菟絲子、鹿角膠、杜仲…各120g／山茱萸、枸杞子、当帰…各90／肉桂…60g／附子…60〜180g
- 出　典：『景岳全書』
- **方　薬②**　亀鹿二仙膠
- 成　分：亀板…2500g／鹿角…5000g／枸杞子…900g／人参…450g
- 出　典：『医方考』
- **食　薬①**　温陽活血
- 食　材：胡桃肉、海老、なまこ、いわな、羊肉、鹿肉、すずめ、熊肉、チンゲン菜、桃仁、酢
- 中　薬：鹿茸、冬虫夏草、肉蓯蓉、淫羊藿、仙茅、巴戟天、補骨脂、杜仲、益智仁、菟絲子、蛤蚧、紫河車、海馬、韮子、三七、川芎、鬱金、姜黄、莪朮、丹参、益母草、紅花、月季花、凌霄花、当帰
- **食　薬②**　温陽養陰
- 食　材：胡桃肉、海老、なまこ、いわな、羊肉、鹿肉、すずめ、熊肉、いちご、アスパラガス、銀耳、松の実、黒胡麻、白胡麻、烏骨鶏、鴨肉、たまご、豚肉、牛乳、チーズ、すっぽん、あわび、牡蠣、ほたて貝
- 中　薬：鹿茸、冬虫夏草、肉蓯蓉、淫羊藿、仙茅、巴戟天、補骨脂、杜仲、益智仁、菟絲子、蛤蚧、紫河車、海馬、韮子、百合、枸杞子、桑椹、女貞子、石斛、沙参、玉竹、黄精、麦門冬、亀板、鼈甲

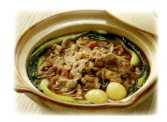

月経がはじまってから15〜28日の、次の月経が来る前の時期です。この時期に卵胞が成熟し排卵され、卵胞は黄体になります。子宮内膜はさらに増殖し、受精卵の着床を待つため、助陽滋陰類の食薬を使います。

141

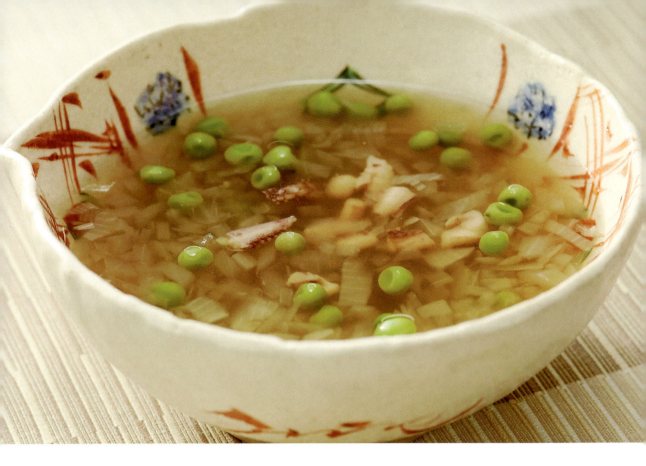

月経期 ○ Recipe

えんどう豆といかのスープ

えんどう豆と玉葱は気を巡らせながら食欲を促進し、月経中の身体のだるさを緩和します。
いかは肝腎を滋養し、血を補うことで月経を調節。
辛味、温性の小茴香（しょううきょう）は肝腎脾胃を温めて冷えを改善し、気の巡りを促進します。
スープを飲むことで、月経中の出血による血の虚弱状態を緩和します。

材料

- えんどう豆……………30g
- ホタルイカ……………60g
- 玉葱………………1/2個
- 小茴香…………………2g
- 紹興酒………………大さじ1
- 塩、胡椒………………少々

作り方

① ホタルイカは軟骨を取って洗い、湯通しする。
② 玉葱をみじん切りにする。
③ 鍋に小茴香、水400mlを入れる。火にかけ沸騰したら弱火で20分間煎じて濾す。
④ ③の濾した液を沸騰させて、玉葱、えんどう豆を入れて弱火で煮る。豆が浮かんできたらイカを加えて、紹興酒、塩、胡椒で味を調える。

※ホタルイカを入手できなければヤリイカで代用可能です。写真はヤリイカを切ったものを使用しています。

増殖期 ◯ Recipe

烏骨鶏の煮物

烏骨鶏は肝腎を滋養します。ムール貝も肝腎を滋養し精血を補益。
熟地黄、当帰、にんじん、小松菜は精血を滋養します。
血の生成は気のはたらきが重要であるため、黄耆、糯米、大棗を使って身体を温めて気を補います。
肝と腎は子宮、月経と深く関連するため、主に肝腎を滋養するメニューを考えます。

材料

A
- 黄耆…………10g
- 熟地黄………15g
- 当帰…………10g
- 大棗（種を取る）…6個

- 烏骨鶏………1羽
- ムール貝……4個
- 糯米…………15g
- にんじん……60g
- 小松菜………2本
- うずらの茹で卵…2個
- 生姜薄切り……5枚
- 紹興酒………大さじ2
- 醤油…………大さじ1
- 塩……………少々

作り方

① 烏骨鶏を下処理し、湯通しする。
② にんじんは皮をむいて乱切りにし、茹でる。小松菜は湯通しして2cmの長さに切る。
③ 深い鍋に①、A、ムール貝、糯米、うずらの茹で卵、生姜、紹興酒、たっぷりの水を入れる。火にかけ沸騰したら中〜弱火で3〜4時間、水の量を調節しながらゆっくり煮る。
④ 醤油、塩で味を調え、器に盛り②を添える。器を使わず鍋のままでもよい。

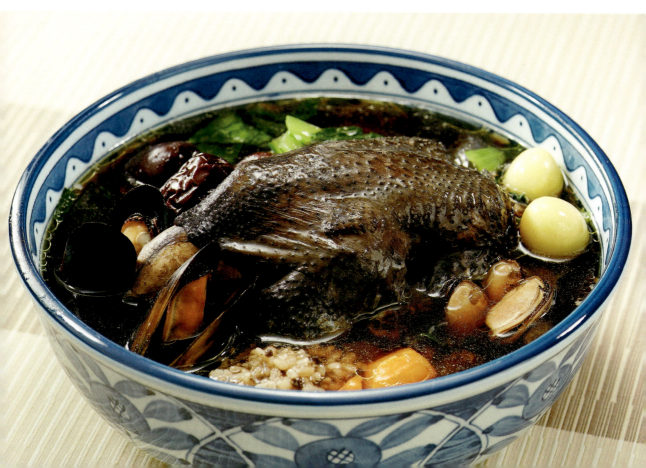

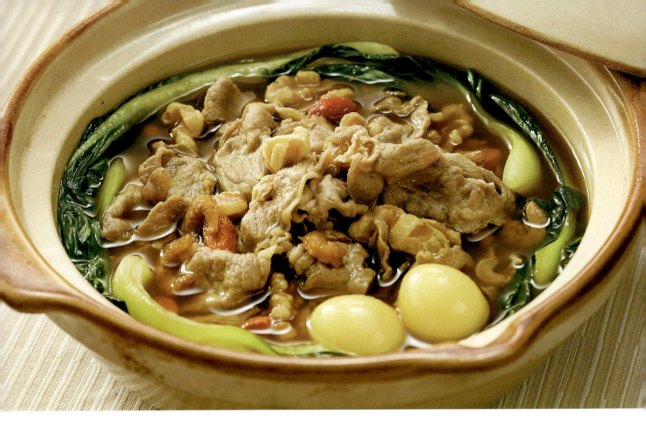

分泌期 ○ Recipe

羊肉枸杞子湯
（ようにくくこしとう）

助陽類の羊肉、海老、胡桃（くるみ）は肝腎を温めて補います。
枸杞子、百合根（ゆりね）、うずらの卵は肝腎を滋養し、チンゲン菜と姜黄（きょうおう）、紅花（こうか）は血流を促進します。
チンゲン菜は涼性なので、にんにくと炒めることでその性質を緩和します。
辛味、温性の生姜、葱、唐辛子、にんにく、紹興酒は気の巡りと血の流れを促進。
肉豆蔻（にくずく）は身体を温めて香りで羊肉の臭みを抑えます。

材料

薄切り羊肉	200g
干し海老	10g
胡桃	20g
枸杞子	15g
百合根	1/2個
うずらの茹で卵	2個
チンゲン菜	1株
姜黄	6g
紅花	2g
生姜薄切り	10枚
葱	1本
唐辛子	1本
にんにく	2かけ
肉豆蔻(ナツメグ)	少々
紹興酒、醤油	各大さじ2
サラダ油	小さじ2
塩、胡椒	少々

作り方

①薄切り羊肉を湯通しする。葱をぶつ切りにする。
②百合根の黒いところを取り、1枚ずつ剥がして洗う。チンゲン菜を縦に半分に切る。
③深い鍋に①の葱、姜黄、紅花、生姜、唐辛子、肉豆蔻、紹興酒、醤油、水800mlを入れる。火にかけ沸騰したら干し海老と羊肉を加える。
④フライパンにサラダ油をひき、刻んだにんにくを弱火で香りが立つまで炒め、チンゲン菜を加えて炒める。塩で味を調える。
⑤胡桃、枸杞子、百合根、うずらの茹で卵、④を③に入れて中火で5分間煮る。塩と胡椒で味を調える。

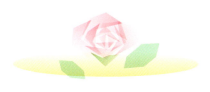

本書で使用する主な食薬（五十音順）

淫羊藿（いんようかく）

- **種別** メギ科　**常用量** 3～15g
- **性味** 温／辛・甘
- **帰経** 腎・肝
- **効能** ①補腎壮陽（ほじんそうよう）：腎陽虚による冷え・全身の無気力・インポテンツ・遺精・頻尿・尿失禁・不妊症
　　　②祛風除湿（きょふうじょしつ）・強筋壮骨（きょうきんそうこつ）：腰膝冷痛・関節痛・麻痺・運動困難

鬱金（うこん）

- **種別** ショウガ科　**常用量** 3～9g
- **性味** 寒／辛・苦
- **帰経** 肝・胆・心
- **効能** ①活血止痛（かっけつしつう）・行気解鬱（こうきげうつ）：肝気鬱結による胸脇部の疼痛・胸のつかえと痛み・乳房刺痛（針で刺すような痛み）・月経不順・月経痛
　　　②清心涼血（せいしんりょうけつ）・利胆退黄（りたんたいおう）：心熱・肝熱による各種出血・黄疸
- **注意** 丁香（ちょうこう）との配合は禁忌

黄耆（おうぎ）

- **種別** マメ科　**常用量** 9～60g
- **性味** 微温／甘
- **帰経** 脾・肺
- **効能** ①補気昇陽（ほきしょうよう）：脾肺気虚による息切れ・めまい・疲れ・腹部の張り・下痢・内臓下垂
　　　②益衛固表（えきえいこひょう）：自汗（気温に関係なくかく汗）・風邪を引きやすい
　　　③托毒生肌（たくどくせいき）：皮膚の慢性潰瘍の治癒の遅れ
　　　④利水退腫（りすいたいしゅ）：浮腫・尿が少ない

槐花（かいか）

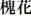

- **種別** マメ科　**常用量** 3～15g
- **性味** 微寒／苦
- **帰経** 肝・大腸
- **効能** ①涼血止血（りょうけつしけつ）：熱による出血（とくに血便）
　　　②清肝降火（せいかんこうか）：肝熱による目の充血・頭痛・頭部の張り・めまい

146

艾葉（がいよう）

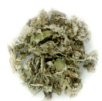

- **種別** キク科　**常用量** 3〜10g
- **性味** 温／辛・苦
- **帰経** 肝・脾・腎
- **効能** ①温経止血・散寒調経：虚寒性の出血・腹痛・月経痛・月経不順・不正出血
  ②安胎：胎動不安

莪朮（がじゅつ）

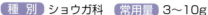

- **種別** ショウガ科　**常用量** 3〜10g
- **性味** 温／辛・苦
- **帰経** 肝・脾
- **効能** ①行気破血：気滞血瘀による固まり・痛み
  ②消積止痛：飲食積滞による吐き気・嘔吐・胸腹部のつかえ・腹部の張り・腹痛

花椒（かしょう）

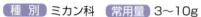

- **種別** ミカン科　**常用量** 3〜10g
- **性味** 温／辛
- **帰経** 脾・胃・腎
- **効能** ①温中止痛：胃寒による腹痛・嘔吐・脾胃虚寒による脘腹冷痛（上腹部の冷えと痛み）・嘔吐・食欲不振
  ②殺虫止痒：寄生虫による腹痛・手足の冷え・煩躁・かゆみ

乾姜（かんきょう）

- **種別** ショウガ科　**常用量** 3〜10g
- **性味** 熱／辛
- **帰経** 脾・胃・腎・心・肺
- **効能** ①温中散寒：寒冷による胸腹部の冷えと痛み・嘔吐・水様便
  ②回陽通脈：心腎陽虚による四肢のひどい冷え・脈微弱・大量の汗
  ③温肺化飲：肺寒による咳・喘息・胸背の冷え・疼痛

生姜を乾燥させたものです

甘草（かんぞう）（生甘草）

- **種別** マメ科　**常用量** 5〜9g
- **性味** 平（微寒）／甘
- **帰経** 心・肺・脾・胃
- **効能** ①清熱解毒：のどの腫れと痛み・癰腫瘡毒（皮膚・乳腺・腸の急性化膿性疾患）
  ②緩急止痛：上腹部・四肢の疼痛
  ③調和諸薬：中薬にある毒性と副作用を取り除く
- **注意** 長期服用すると浮腫になりやすい

旱蓮草 (かんれんそう)

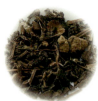

- **種 別** キク科　**常用量** 6〜15g
- **性 味** 寒／甘・酸
- **帰 経** 肝・腎
- **効 能** ①滋補肝腎(じほかんじん)：肝腎陰虚によるめまい・腰と膝のだるさ・不眠・多夢・耳鳴り、白髪
  ②涼血止血(りょうけつしけつ)：陰虚血熱による吐血・鼻血・血尿・血便・不正出血

枳殻 (きこく)

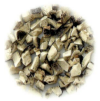

- **種 別** ミカン科　**常用量** 3〜9g
- **性 味** 温／苦・辛・酸
- **帰 経** 脾・胃・大腸
- **効 能** ①行気除痞(こうきじょひ)：飲食積滞による胸のつかえ・疼痛・痰・咳・呼吸困難
  ②化痰消積(かたんしょうせき)：胃腹部の張り・疼痛・便秘・下痢
- **注 意** 虚弱者・妊婦には使用注意

未熟なタイダイで作った「枳実」は枳殻より強い効能があります

吉林人参 (きつりんにんじん)

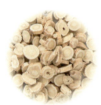

- **種 別** ウコギ科　**常用量** 3〜30g、粉末1〜2g
- **性 味** 微温(平)／甘・微苦　**帰 経** 肺・脾・心
- **効 能** ①大補元気(たいほげんき)：気虚欲脱によるたくさんの汗・動悸・めまい・出血・嘔吐・下痢
  ②補脾益肺(ほひえきはい)：脾肺気虚による疲れ・自汗(気温に関係なくかく汗)・喘息・食欲低下・浮腫
  ③生津止渇(しょうしんしかつ)：津液不足によるのどの渇き・のどの乾燥
  ④安神益智(あんしんえきち)：精神不安・不眠・多夢・動悸・健忘
- **注 意** 大根、藜芦(りろ)と一緒に使用しない

姜黄 (きょうおう)

- **種 別** ショウガ科　**常用量** 3〜9g
- **性 味** 温／辛・苦　**帰 経** 肝・脾
- **効 能** ①活血行気(かっけつこうき)：気滞血瘀による胸脇腹部の疼痛・月経不順・月経痛・閉経(無月経)・産後腹痛
  ②通経止痛(つうけいしつう)：風寒湿邪気により気血の流れが詰まった関節筋肉の痺痛(痛み・しびれ)・けが
- **注 意** 妊婦には禁忌、貧血には慎重に使用

一般的に「ターメリック」とよばれます

金銀花 (きんぎんか)

- **種 別** スイカズラ科　**常用量** 3〜15g
- **性 味** 寒／甘
- **帰 経** 肺・心・胃
- **効 能** ①清熱解毒(せいねつげどく)：あせも・癰腫瘡毒(皮膚・乳腺・腸の急性化膿性疾患)・赤痢
  ②疏散風熱(そさんふうねつ)：外感風熱・温病(春から秋にかけての風邪(ふうじゃ)・暑邪・火邪・燥邪によるかぜ・高熱の疾病)の初期の発熱・微悪風寒・のどの渇き・腫れ・痛み
- **注 意** 脾胃虚寒と慢性瘡瘍(腫瘍・潰瘍・び爛)の人には禁忌

銀耳(ぎんじ)

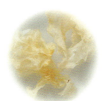

- **種別** シロキクラゲ科　**常用量** 好みでよい
- **性味** 平／甘・淡
- **帰経** 肺・胃・腎
- **効能** ①滋陰潤肺(じいんじゅんぱい)：肺陰虚による咳・咳血・乾燥肌
　　　②養胃生津(よういしょうしん)：陰虚によるのどの渇き・微熱

金針菜(きんしんさい)

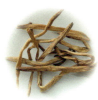

- **種別** ユリ科　**常用量** 好みでよい
- **性味** 涼／甘
- **帰経** 肝・腎
- **効能** ①清熱利湿(せいねつりしつ)：浮腫・黄疸・発熱・不眠
　　　②涼血解毒(りょうけつげどく)：目の赤み・口の苦み・めまい・煩躁・歯の痛み
　　　③通乳(つうにゅう)：母乳分泌不足

枸杞子(くこし)

- **種別** ナス科　**常用量** 6～12g
- **性味** 平／甘
- **帰経** 肝・腎・肺
- **効能** ①滋補肝腎(じほかんじん)：肝腎陰虚による白髪・めまい・腰と膝のだるさ・遺精・
　　　　消渇（①多食・多飲・多尿・痩せ　②ひどい口渇）
　　　②明目潤肺(めいもくじゅんぱい)：肝腎陰虚による視力減退・眼精疲労・肺腎陰虚による慢性咳・
　　　　喘息

桂花(けいか)
（金木犀）

- **種別** モクセイ科　**常用量** 1～3g
- **性味** 温／辛・苦
- **帰経** 心・肝・脾・胃
- **効能** ①温中散寒止痛(おんちゅうさんかんしつう)：胃腹部の冷え・疼痛・歯の痛み
　　　②理気化痰止咳(りきかたんしがい)：肺寒の咳・喘息
　　　③芳香除臭(ほうこうじょしゅう)：口臭

鶏血藤(けいけっとう)

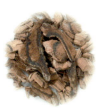

- **種別** マメ科　**常用量** 10～30g
- **性味** 温／苦・微甘
- **帰経** 肝・腎
- **効能** ①行血補血調経(ぎょうけつほけつちょうけい)：血瘀・血虚による月経不順・月経痛・閉経（無月経）
　　　②通経活絡(つうけいかつらく)：風湿邪気による関節筋肉痛・しびれ

芡実（けんじつ）

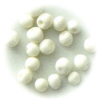

| 種別 | スイレン科 | 常用量 | 10〜15g |

性味 平／甘・渋
帰経 脾・腎
効能
①益腎固精（えきじんこせい）：腎虚による遺精・滑精（性機能低下）・尿失禁・頻尿
②補脾止瀉（ほひししゃ）：脾虚による慢性下痢
③除湿止帯（じょしつしたい）：脾腎両虚によるおりもの

注意 便や尿が出にくいときは用いない

紅花（こうか）
（ベニバナ）

| 種別 | キク科 | 常用量 | 3〜9g |

性味 温／辛　**帰経** 心・肝
効能
①活血通経（かっけつつうけい）：血瘀による月経不順・月経痛・産後腹痛・出血・血の固まりが出る
②祛瘀止痛（きょおしつう）：胸のつかえる痛み・腹痛・脇痛・打撲疼痛

注意 妊婦には禁忌。出血傾向のある人は慎重に使用

紅花と似ているサフランの別名は「蔵紅花（ぞうこうか）」です。サフランはチベット（西蔵（せいぞう））から中国に入ったため、この名前になっています。性味は寒性、甘味で、心・肝経に入りやすく、涼血祛瘀の高熱による出血に使います

香附子（こうぶし）

| 種別 | カヤツリグサ科 | 常用量 | 6〜12g |

性味 平／辛・微苦・微甘
帰経 肝・三焦
効能
①理気解鬱（りきげうつ）：肝鬱気滞・寒滞による脹痛（張りと痛み）・うつ状態・腹満（腹部の張り）
②調経止痛（ちょうけいしつう）：肝鬱気滞による月経痛・月経不順

三七（さんしち）
（三七粉・田七人参）

| 種別 | ウコギ科 | 常用量 | 3〜9g、粉末は1回1〜3g |

性味 温／甘・微苦
帰経 肝・胃
効能
①化瘀止血（かおしけつ）：瘀血性出血・外傷の出血・内出血
②活血定痛（かっけつていつう）：けがの腫れと痛み・捻挫

酸棗仁（さんそうにん）

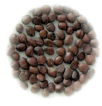

| 種別 | クロウメモドキ科 | 常用量 | 3〜15g、粉末1〜8g |

性味 平／甘・酸
帰経 心・肝・胆
効能 養心益肝安神（ようしんえきかんあんしん）・収斂止汗（しゅうれんしかん）：動悸・健忘・めまい・あせり・熱感・不眠・多夢・体虚により汗をかきやすい

注意
①実邪（じつじゃ）、鬱火（うっか）には用いない
②不眠には睡眠前に服用するとよい

食薬一覧

山薬（長芋）（さんやく）

種別	ヤマノイモ科　常用量 9〜120g
性味	平／甘
帰経	脾・肺・腎
効能	①補脾養胃（ほひようい）：脾気虚による少食・腹部の張り・泥状便 ②生津益肺（しょうしんえきはい）：肺陰虚による慢性咳・喘息 ③補腎渋精（ほじんじゅうせい）：腎気虚による遺精・頻尿・足腰のだるさ・おりもの
注意	養陰助湿の働きがあるので、飲食積滞には用いない

絲瓜絡（しからく）

種別	ウリ科　常用量 4.5〜9g
性味	平／甘
帰経	肺・胃・肝
効能	袪風通絡活血（きょふうつうらくかっけつ）：風湿邪気による関節の麻痺・腫れ・痛み・胸脇部の張りと痛み・母乳不通（にゅうよう）・乳癰（乳腺の急性化膿性疾患）

紫蘇梗（しそこう）

種別	シソ科　常用量 3〜10g
性味	温／辛・甘
帰経	肺・脾・胃
効能	①寛胸利膈（かんきょうりかく）：気滞による胸腹部の痞満（つかえ） ②順気安胎（じゅんきあんたい）：胎動不安

紫蘇の茎を乾燥させたものです

炙黄耆（しゃおうぎ）

種別	マメ科　常用量 9〜15g
性味	温／甘
帰経	脾・肺
効能	①補気昇陽（ほきしょうよう）：脾肺気虚による疲れ・全身の無気力・自汗（気温に関係なくかく汗）・少食・腹部の張り・泥状便 ②補気行滞（ほきこうたい）・益衛固表（えきえいこひょう）：気虚血瘀のしびれ・麻痺・自汗・寝汗 ③托毒生肌（たくどくしょうき）・利水消腫（りすいしょうしゅ）：皮膚の慢性潰瘍の治癒の遅れ・浮腫・尿が少ない

炙甘草（しゃかんぞう）

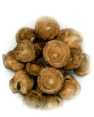

種別	マメ科　常用量 3〜6g
性味	平／甘
帰経	心・脾・肺・胃
効能	①補脾益気（ほひえっき）：疲れ・少食・動悸・下痢　②袪痰止咳（きょたんしがい）：咳・痰 ③緩急止痛（かんきゅうしつう）：上腹部・四肢の痛み ④調和諸薬（ちょうわしょやく）：中薬にある毒性と副作用を取り除く
注意	長期服用すると浮腫になりやすい

151

熟地黄

- 種別　ゴマノハグサ科　　常用量　9～60g
- 性味　微温／甘　　帰経　肝・腎
- 効能　①養血滋陰：血虚証によるめまい・ふらつき・かすみ目・動悸・月経不順・乾燥肌
  　　　②補精益髄：腎陰不足・腰や膝のだるさ・耳鳴り・精力減退・潮熱（決まった時間の発熱）・寝汗
- 注意　①脾虚湿盛、多量の痰、少食、泥状便を呈するときは用いない
  　　　②砂仁とかき混ぜた砂仁拌熟地を使用するとよい

小茴香（フェンネル）
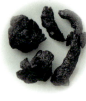

- 種別　セリ科　　常用量　3～8g
- 性味　温／辛
- 帰経　肝・腎・脾・胃
- 効能　①散寒止痛：寒邪による小腹痛・睾丸痛・陰部の冷え・月経痛・月経不順
  　　　②理気和胃：胃腹冷痛・腹部の張り・嘔吐・食欲不振

生姜

- 種別　ショウガ科　　常用量　3～9g
- 性味　温／辛
- 帰経　肺・脾・胃
- 効能　①解表散寒・温肺止咳：風寒邪気による悪寒・無汗・頭痛・身体の痛み・咳・白い痰・喘息
  　　　②温中止嘔：脾胃虚寒による胃の冷え・痛み・嘔吐・食欲不振

生地黄（乾地黄）
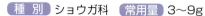

- 種別　ゴマノハグサ科　　常用量　10～15g
- 性味　寒／甘・苦　　帰経　心・肝・腎
- 効能　①清熱涼血：温熱病による発熱・のどの渇き・斑疹・吐血・鼻血・血尿・皮下出血・不正出血
  　　　②養陰生津：陰液損傷による舌の赤み・口の乾燥・強いのどの渇き・多飲・尿が少ない・便秘
- 注意　脾虚有湿で腹満（腹部の張り）、泥状便を呈するときは用いない

女貞子

- 種別　モクセイ科　　常用量　6～12g
- 性味　涼／甘・苦
- 帰経　肝・腎
- 効能　①滋補肝腎：めまい・耳鳴り・かすみ目・不眠・多夢・腰と膝のだるさ・遺精
  　　　②烏須明目：視力減退・かすみ目・白髪

川芎（せんきゅう）

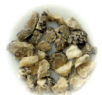

- **種別** セリ科　**常用量** 3～9g
- **性味** 温／辛
- **帰経** 肝・胆・心包
- **効能**
  ①活血行気（かっけつこうき）：気滞血瘀による頭痛・胸脇部の疼痛・腹痛・月経不順・月経痛・産後腹痛・悪露（おろ）停滞
  ②祛風止痛（きょふうしつう）：風寒による頭痛・めまい・関節筋肉痛
- **注意** 月経過多および出血を呈するときは用いない

桑寄生（そうきせい）

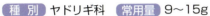

- **種別** ヤドリギ科　**常用量** 9～15g
- **性味** 平／甘・苦
- **帰経** 肝・腎
- **効能**
  ①祛風除湿（きょふうじょしつ）、補肝強腎（ほかんきょうじん）：肝腎不足による腰膝無力（腰と膝に力が入らない）、関節痛、運動障害
  ②養血安胎（ようけつあんたい）：流産・早産・胎動不安

続断（ぞくだん）

- **種別** マツムシソウ科　**常用量** 9～15g
- **性味** 微温／苦・甘・辛
- **帰経** 肝・腎
- **効能**
  ①補益肝腎・強筋健骨（ほえきかんじん）：肝腎不足の血脈不利による腰膝痠軟（ようしつさんなん）（腰と膝のだるさ・痛み）・しびれ・打撲損傷の捻挫・骨折
  ②止血安胎（しけつあんたい）：肝腎不足の不正出血・胎動不安

大棗（たいそう）（棗）

- **種別** クロウメモドキ科　**常用量** 好みでよい
- **性味** 温／甘
- **帰経** 脾・胃・心
- **効能**
  ①補中益気（ほちゅうえっき）：疲れ・食欲不振・めまい
  ②養血安神（ようけつあんしん）：顔色萎黄（つやがなく黄色い）・躁鬱・動悸・不眠・多夢・いらだち
  ③緩和薬性（かんわやくせい）：寒性・涼性、苦味・辛味の食薬の性味を緩和させる

陳皮（ちんぴ）

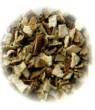

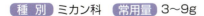

- **種別** ミカン科　**常用量** 3～9g
- **性味** 温／辛・苦
- **帰経** 脾・肺
- **効能**
  ①理気健脾（りきけんぴ）：脾胃気滞による腹部の張り・吐き気・嘔吐・下痢
  ②燥湿化痰（そうしつかたん）：痰湿による胸のつかえ・咳・多量の痰・喘息

通草

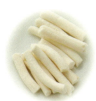

- 種別 ウコギ科　常用量 3〜6g
- 性味 寒／甘・淡
- 帰経 肺・胃
- 効能 ①清熱利水：湿熱の排尿困難・排尿痛
  ②通気下乳：母乳の分泌不足
- 注意 妊娠中は禁忌

当帰

- 種別 セリ科　常用量 6〜15g
- 性味 温／甘・辛　帰経 肝・心・脾
- 効能 ①補血調経：血虚証によるめまい・顔色蒼白・動悸・月経不順・閉経（無月経）
  ②活血止痛：月経痛・虚寒腹痛・瘀血作痛（瘀血による痛み）・打撲・しびれ・皮膚の化膿性疾患
  ③潤腸通便：血虚による便秘
- 注意 湿盛、下痢、崩漏（不正出血）には禁忌

党参

- 種別 キキョウ科　常用量 9〜30g
- 性味 平／甘　帰経 脾・肺
- 効能 ①補脾益肺：脾気虚による疲れ・少食・泥状便・疲れ・肺虚の咳・喘息・声が低い
  ②補血生津：熱病による津液損傷ののどの渇き・全身の無気力・血虚の動悸・めまい・顔色が黄色い
- 注意 藜芦と一緒に使用しない

菟絲子

- 種別 ヒルガオ科　常用量 9〜15g
- 性味 温／甘　帰経 肝・腎・脾
- 効能 ①補陽益陰：インポテンツ・遺精・腰膝痿軟（腰と膝のだるさ・痛み）
  ②固精縮尿：頻尿・精液尿
  ③養肝明目：肝腎不足の視力減退・かすみ目・めまい
  ④補脾止瀉：脾虚による泥状〜水様便
  ⑤安胎止漏：腎虚による流産出血・胎動不安

杜仲

- 種別 トチュウ科　常用量 3〜15g
- 性味 温／甘
- 帰経 肝・腎
- 効能 ①温補肝腎：腎陽虚による腰痛・冷え・性機能低下・頻尿・遺尿
  ②強筋壮骨：腰と膝のだるさ・全身の無気力
  ③固経安胎：不正出血・胎動不安・流産

154

肉蓯蓉(にくじゅよう)

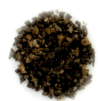

- 種別：ハマウツボ科　常用量：6〜15g
- 性味：温／甘・鹹
- 帰経：腎・大腸
- 効能：
  ①補腎助陽(ほじんじょよう)：腎陽虚による腰膝冷痛・インポテンツ・頻尿・尿漏れ
  ②潤腸通便(じゅんちょうつうべん)：高齢者・虚弱者・腎気虚の大腸の乾燥による便秘
- 注意：煎じるときは銅・鉄器の使用を避ける

肉豆蔲(にくずく)（ナツメグ）

- 種別：ニクズク科　常用量：3〜9g
- 性味：温／辛
- 帰経：脾・胃・大腸
- 効能：
  ①渋腸止瀉(じゅうちょうししゃ)：脾胃虚寒・脾腎陽虚による下痢
  ②温中行気(おんちゅうこうき)：胃寒気滞による上腹部の脹痛（張りと痛み）・食欲不振・嘔吐

肉桂(にっけい)（シナモン）

- 種別：クスノキ科　常用量：1〜3g、粉末0.5〜1g
- 性味：大熱／辛・甘　帰経：腎・脾・心・肝
- 効能：
  ①補火助陽・散寒止痛(ほかじょよう・さんかんしつう)：陽気不足による冷え・浮腫・性欲低下・夜尿が多い・胃腹肢体の冷痛
  ②温通経脈(おんつうけいみゃく)：腰膝冷痛・胸痛・閉経（無月経）・月経不順・月経痛
  ③引火帰原(いんかきげん)：虚陽上浮による顔の赤み・喘息・汗をかきやすい・動悸・不眠・脈弱

薄荷(はっか)

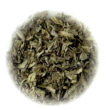

- 種別：シソ科　常用量：1〜6g　性味：涼／辛　帰経：肺・肝
- 効能：
  ①疏散風熱(そさんふうねつ)：風熱邪気による体表の発熱・軽い悪寒・頭痛
  ②清利頭目(せいりとうもく)：風熱邪気が頭部に侵入することによる目の充血・涙・頭痛・めまい
  ③利咽透疹(りいんとうしん)：風熱邪気によるのどの痛み・風疹のかゆみ・麻疹の透発（毒素を外に出すこと）が不十分
  ④疏肝行気(そかんこうき)：肝気鬱結による胸脇部の張り・ため息・月経不順
- 注意：
  ①乾燥した薄荷をよく使う
  ②新鮮な未乾燥の葉を取り過ぎると、胃痛・吐き気をともなう不快感、舌のしびれが生じる

八角茴香(はっかくういきょう)

- 種別：シキミ科　常用量：3〜6g
- 性味：温／辛
- 帰経：肝・腎・脾・胃
- 効能：
  ①散寒止痛(さんかんしつう)：寒邪による下腹部と睾丸の痛み・陰部の冷え・月経痛・月経不順
  ②理気和胃(りきわい)：胃腹冷痛・腹部の張り・嘔吐・食欲不振
- 注意：効果は弱いので、香辛料としてよく使う

白芍 (びゃくしゃく)

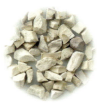

種別	ボタン科	常用量	5〜15g

- 性味：微寒／苦・酸
- 帰経：肝・脾
- 効能：
  ①補血斂陰：血虚の顔色蒼白・めまい・目のかすみ・しびれ・月経不順
  ②柔肝止痛：胸脇部の疼痛・腫れ・うつ状態
  ③平肝斂陰：肝陽上亢の頭痛・めまい

白朮 (びゃくじゅつ)

種別	キク科	常用量	6〜12g

- 性味：温／甘・苦
- 帰経：脾・胃
- 効能：
  ①益気健脾・燥湿利尿：脾気虚による少食・下痢・浮腫・おりもの
  ②止汗・安胎：気虚による多汗・胎動不安・流産

茯苓 (ぶくりょう)

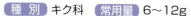

種別	サルノコシカケ科	常用量	10〜15g

- 性味：平／甘・淡
- 帰経：心・脾・腎
- 効能：
  ①利水滲湿 消腫：水湿内停による浮腫・排尿不調・多量の痰・めまい
  ②健脾寧心：心脾両虚による倦怠感と無力感・食欲不振・下痢・不眠・動悸・不安
- 注意：酢と相性が悪いので注意する

牡丹皮 (ぼたんぴ)

種別	ボタン科	常用量	3〜12g

- 性味：微寒／苦・辛
- 帰経：心・肝・腎
- 効能：
  ①清熱涼血：温病による発熱（とくに夜間）・寝汗・無汗・斑疹・出血・皮膚の化膿性疾患
  ②活血散瘀：月経痛・閉経（無月経）・けがの瘀血疼痛
- 注意：妊婦や月経過多を呈するときは用いない

玫瑰花 (まいかいか) （薔薇）

種別	バラ科	常用量	3〜9g

- 性味：温／甘・微苦
- 帰経：肝・脾
- 効能：
  ①疏肝解鬱：肝胃不和による胃痛・脇肋の張りと痛み・げっぷ・食欲不振
  ②和血散瘀・活血止痛：瘀血による月経不順・胸痛・けがの瘀痛

松の実

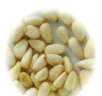

- **種別** マツ科　**常用量** 好みでよい
- **性味** 温／甘
- **帰経** 肺・肝・大腸
- **効能** ① 潤肺止咳（じゅんぱいしがい）：肺の乾燥による咳・乾燥肌
  ② 潤腸通便（じゅんちょうつうべん）：大腸の乾燥による便秘
- **注意** 油が酸化して傷みやすいので、密閉できる袋に入れて保存する

みかんの葉

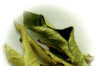

- **種別** ミカン科　**常用量** 6〜15g
- **性味** 平／苦・辛
- **帰経** 肝・胃
- **効能** 疏肝解鬱（そかんげうつ）・行気散結（こうきさんけつ）：肝鬱気滞・肝胃不和による胃痛・脇肋の張りと痛み・乳房の固まり・張りと痛み

桃の花

- **種別** バラ科　**常用量** 1〜3g
- **性味** 平／苦
- **帰経** 心・肝・大腸
- **効能** ①活血調経（かっけつちょうけい）：血瘀の月経不順
  ②悦沢美肌（えったくびはだ）：顔色不華（顔色が悪くつやがない）・浮腫・瘡瘍

益母草（やくもそう）

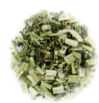

- **種別** シソ科　**常用量** 12〜30g
- **性味** 微寒／辛・苦
- **帰経** 心・肝・膀胱
- **効能** ①活血調経（かっけつちょうけい）：血瘀による月経不順・月経痛・閉経（無月経）・悪露停滞・産後腹痛
  ②利水消腫（りすいしょうしゅ）：血熱による排尿不調・血尿・浮腫
  ③清熱解毒（せいねつげどく）：打撲疼痛・皮膚や皮下の急性化膿性疾患・発疹
- **注意** ①妊婦には禁忌　②月経の出血が多い人は慎重に使用

らっきょう（乾燥）

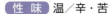

- **種別** ユリ科　**常用量** 6〜12g
- **性味** 温／辛・苦
- **帰経** 肺・胃・大腸
- **効能** ①通陽散結（つうようさんけつ）：胸背の痛み、痰、呼吸困難
  ②下気行滞（げきこうたい）：気滞による下痢

らっきょう（生）

種別	ユリ科	常用量	5～9g

- 性味　温／辛・甘
- 帰経　肺・胃・大腸
- 効能　①通陽散結：寒邪・痰湿による胸痛・胸のつかえ
　　　　②行気導滞：上腹部の張りと痛み・下痢

竜眼肉（りゅうがんにく）

種別	ムクロジ科	常用量	6～12g

- 性味　温／甘　帰経　心・脾
- 効能　①補益心脾：心脾両虚によるめまい・倦怠感・虚労・出血・下痢
　　　　②養血安神：不眠・健忘・動悸・怔忡（ひどい動悸）・驚悸（驚いた際の動悸）・めまい
- 注意　①陽盛体質、痰湿体質の人は控える
　　　　②熱がこもりやすいので、妊婦と子供は多食を控える

緑萼梅（りょくがくばい）

種別	バラ科	常用量	3～5g

- 性味　酸／渋・平
- 帰経　肝・胃・肺
- 効能　①疏肝解鬱：梅核気・脇肋部の張りと痛み・ため息
　　　　②理気和胃：肝胃不和の上腹部のつかえ・食欲不振・げっぷ
　　　　③生津除煩：暑熱煩渇（暑さでのどがひどく乾く）

荔枝核（れいしかく）（ライチの種）

種別	ムクロジ科	常用量	5～9g

- 性味　温／甘
- 帰経　肝・腎
- 効能　①理気止痛：肝胃不和の脇の痛みと張り・月経痛・産後腹痛
　　　　②祛寒散滞：寒邪・気滞による睾丸瘀痛・腸のヘルニア

蓮子（れんし）（蓮の実）

種別	スイレン科	常用量	10～15g

- 性味　平／甘・渋
- 帰経　脾・腎・心
- 効能　①補脾止瀉：脾虚による慢性下痢・食欲不振
　　　　②益腎固精：腎虚による遺精・滑精・不正出血・おりもの
　　　　③養心安神：虚煩・動悸・不眠
- 注意　熱性の便秘を呈するときは使用しないほうがよい

蓮子芯
(れんししん)

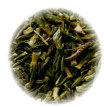

- 種別: スイレン科
- 常用量: 1〜3g
- 性味: 寒／苦
- 帰経: 脾・腎・心
- 効能:
  ①清心祛熱(せいしんきょねつ)：温熱病の発熱・煩躁
  ②止血渋精(しけつじゅうせい)：吐血・遺精

鹿茸
(ろくじょう)

- 種別: シカ科
- 常用量: 粉末0.5g〜1g
- 性味: 温／甘・鹹
- 帰経: 肝・腎
- 効能:
  ①補陽益精：寒気、四肢の冷え、めまい、耳鳴り、インポテンツ、遺精、精神的な疲労
  ②強筋壮骨(きょうきんそうこつ)：腰足痠痛・無力、子供の発育の遅れ
  ③養血調経(ようけつちょうけい)：産後虚弱、不妊症、不正出血、おりもの
  ④温陽托毒(おんようたくどく)：慢性瘡瘍が治癒しない

中薬の購入方法

　薬膳に使う中薬は漢方薬局で手に入ります。1種類につき約100〜500g単位で販売されており、種類にもよりますが1,000〜3,000円ほどのものが多いようです。少量パックを用意しているところもあるので、たずねてみるとよいでしょう。

　最近では、食品スーパーやインターネットで購入できるものも増えています。ものによっては、中国・韓国やインドの食材専門店、デパートの食料品売り場、中国茶専門店でも扱っているところがあります。

　手に入りづらいものについては、漢方薬局または中国食材専門店などに問い合わせてみることをおすすめします。

筆者が学院長を務める本草薬膳学院でも取り扱っていますので、ご利用ください。
メールでのお問い合わせが便利です。

本草薬膳学院
〒 103-0026
東京都中央区日本橋兜町22番6号
マルカ日甲ビル2階
http://honzou.jp
FAX：03-3662-3800
Email：yakuzen@honzou.jp

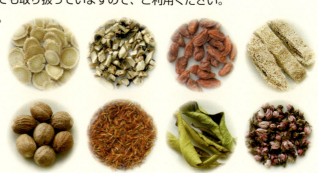

舌診について

　舌診とは舌を観察して病気を診断する中医学の基本的な方法のひとつです。
　五臓六腑の状態は舌に現れるので、舌の色や形、舌苔（舌の上部表面についているコケ）の様子を観察し、診断を行います。

舌診の内容：舌質（舌の肉質）と舌苔の変化を観察し、病気を診断します。
舌診の意義：①正気の盛衰を判明する、②病位の深浅を弁別する、③病邪の性質を区別する、
　　　　　　④病気の予後を予測する

分布	臓腑
舌根	腎・膀胱
舌中	脾・胃
舌尖	心・肺
舌の脇	肝・胆

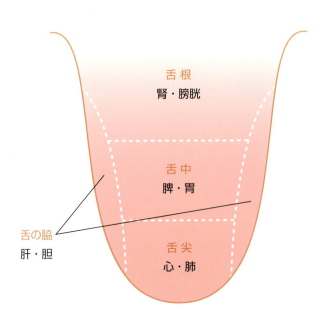

正常の舌象：舌体が柔軟で、動きが自由、ほどよい厚さと大きさ、舌質が浅紅色（ピンク）、潤
　　　　　　沢、舌苔が薄い白色

付録

病的な舌象

部位	観察	状態	説明	弁証
舌質	舌色	淡白	白っぽい	陽虚証・寒証・気血両虚証
		紅	ピンクより赤色	熱証
		絳紅（こうこう）	深い赤色	熱盛証・陰虚証
		青紫	黒っぽい	気滞血瘀証・陰寒内盛証
	舌形	老（ろう）	きめが粗い	実証
		嫩（どん）	きめが細かい	虚証
		胖大（はんだい）	舌が厚くて大きい	脾腎陽虚証・水湿証
		痩薄（そうはく）	舌が薄くて小さい	気血両虚証・津液不足証
		裂紋（れつもん）	舌の表面が割れている	血虚証（正常・淡白色）／熱盛証・津液不足証（紅絳色）
		歯痕（しこん）	舌の周りに歯の跡がついている	脾気虚証
		芒刺（ぼうし）	舌の表面にぶつぶつがある	熱盛証
舌苔	苔色	白	苔色が白くなる	表証・寒証
		黄	苔色が黄色になる	裏証・熱証
		灰・黒	苔色が茶色になる	裏証・寒証・熱証
	苔質	薄（はく）	苔が薄い	正常・表証
		厚（こう）	苔が厚い	痰湿証・水湿証
		滑（かつ）	苔の水分が多く、つるつるする	水湿証
		燥（そう）	苔の水分が少ない	津液損傷証・陰虚証
		膩（じ）	苔の水分が多く、きめが細かい	痰湿証
		腐（ふ）	苔が厚くなり、やわらかい	脾胃不和証
		剝脱（はくだつ）	苔の部分が全部剝げる	胃陰虚証

161

脈診について

　脈診とは手で脈を触診する中医学の診断方法のひとつです。
　脈の形、脈数、脈の流れ方などから体質を判断します。普通は手首の橈骨側（親指側・手掌）の脈を診察します。この部位は気血の集まるところで「寸口診法」とよばれます。脈を診断するときは拍数だけでなく、血管の太さ・脈の強さ・脈のリズムなどをみます。はかる人の人さし指は必ず対象の寸部に触れるようにします。

左手首	三部	右手首
心・膻中	寸部（指側）	肺・胸
肝・胆・膈膜	関部（中側）	脾・胃
腎（大腸・小腸・膀胱）	尺部（腕側）	腎（大腸・小腸・命門・三焦）

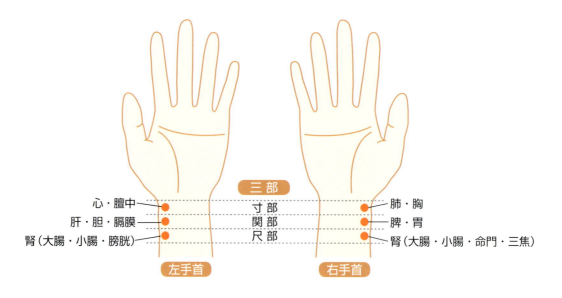

　正常の脈象：平脈といい、呼吸1回の間で脈が4回動くことをさします。安静状態での成人の脈拍は1分間におよそ60〜80回程度とされています。中医学ではこの正常な脈を「一息四至」（一息は1回呼吸すること、四至は脈が4回動くこと）と表現します。
　脈は緩和、有力（リズムがあり指に感じる力がある）で、三部で脈を診ることができます。病的な脈は約28種類あります。そのうちの21種類を表のようにまとめました。

病的な脈象

脈診	分類	脈	説明	弁証
脈を軽くはかる	浮脈（ふ）	浮	軽く脈が取れる	表証（ひょうしょう）
		洪（こう）	手先に向かう脈は強く、戻る脈は弱い	熱証（ねっしょう）
		濡（じゅ）	軽く脈が取れる、脈管の幅が細くやわらかい	虚証・湿証（きょしょう しつしょう）
脈を強くはかる	沈脈（ちん）	遅（ち）	緩慢で遅い・一息四至（呼吸1回につき脈は4回）以下	寒証（かんしょう）
		沈	強く取る	裏証（り しょう）
脈のリズムが遅い	遅脈（ち）	弱（じゃく）	きわめてやわらかい	気血両虚証（き けつりょうきょしょう）
		緩（かん）	拍動が緩やか	湿証・脾胃気虚証（ひ い き きょしょう）
		渋（じゅう）	流れかたがなめらかではない	血虚証・気滞血瘀証・痰湿証（けっきょしょう き たいけつ お しょう たんしつしょう）
		結（けつ）	緩慢で遅い不整脈、一定しない	陰盛証・気滞証・痰証・血瘀証（いんせいしょう き たいしょう たんしょう けつ お しょう）
脈のリズムが速い	数脈（さく）	数	早い（呼吸1回につき脈が5回以上）	熱証
		促（そく）	早くて不整脈、一定しない	熱証・気滞瘀血証・痰飲停滞証・痛証
脈の形が弱い	虚脈（きょ）	虚	空虚	虚証
		細（さい）	糸のように細くはっきりしている	気血両虚証・虚証・湿証
		微（び）	細くやわらかい、脈が取りづらい	虚証
		代（だい）	規律がある不整脈	虚証・風証・痛証
		短（たん）	脈の形が短くなる	気鬱証・気虚証
脈の形が強い	実脈（じっ）	実	有力	実証
		滑（かつ）	脈の往来が珠のように転がる	痰飲証・実熱証（たんいんしょう じつねつしょう）
		緊（きん）	ロープのようなかたい状態	寒証・痛証
		弦（げん）	脈管の弾力は琴の弦を押さえたようにかたい	肝気鬱結証・痰飲証・痛証（かん き うっけつしょう）
		長（ちょう）	脈が触れる範囲が血管に沿って長い	陽盛証・肝陽上亢証（ようせいしょう かんようじょうこうしょう）

性味（五気六味）の作用

　食薬はすべて、それぞれの性質（五気）・味（六味）をもっていて、その性味によって効能を得ることができます。

　性味と効能を理解することで、食薬を正しく使用することができます。

五気の作用

五気	効能	応用
寒性	清熱瀉火、涼血解毒、滋陰除蒸、瀉熱便通、清熱利尿、清化熱痰、清心開竅、涼肝熄風	食欲旺盛・多汗・便秘などの陽盛体質の改善 発熱・顔の赤み・のどの渇きなどの熱証治療
涼性	→身体の熱を取る、解毒、便通、利尿、痰の症状をよくするなど	微熱・のぼせ・ほてり・不眠などの陰虚体質の改善 高熱からの回復期の微熱の治療
平性	陰陽のバランスを調和する	はっきりした性質をもっていないため、ほかの食薬と組み合わせやすく、ほかの食薬の作用を緩和
温性	温裏散寒、暖肝散結、補火助陽、温陽利水、温経通絡、引火帰元、回陽救逆	疲れやすい・食欲がない・冷え症などの気虚・陽虚体質の改善 寒気・発熱・頭痛・身体疼痛・冷えなどの寒証の治療
熱性	→身体を温める、痛み止め、気血循環をよくするなど	月経痛などの陽虚体質の改善 冷え・下痢・痛みなどの寒盛の症状の改善

六味の作用

六味	味・特徴	作用
酸	酸っぱい味や渋い味	収斂、固渋。多汗・下痢・頻尿を改善
苦	苦い味	清熱、通便、解毒、燥湿。発熱・便秘・胃もたれの改善・食欲増進
甘	甘い味	補益、和中、緩急。疲れ・虚弱の改善、痛みの緩和
辛	辛い味	発散、行気活血、滋養。冷えの改善、気鬱・痛みの緩和
鹹	塩辛い味	軟堅、散結、瀉下。血虚・便秘の改善、利尿・固まりの緩和
淡	味ははっきりしない	滲湿、健脾、開竅。小便不利・むくみ・下痢・腹部のつかえの緩和

　そのほかに、玫瑰花、ジャスミンのような芳香性がある食薬もあります。精神を安定させ、湿を取り除き、気の巡りを促進し、詰まる症状を開通する作用があります。

164

付録

帰経の作用

「帰経」とは、食薬の効能が臓や経絡に選択的に作用することをさします。色や味はそれに
応じた臓に届いて作用しやすいと考えられています。

帰経の作用

五味	五色	五臓	作用
酸	青	肝	酸味、青色は肝経に作用しやすく、肝の働きを助ける
苦	赤	心	苦味、赤色は心経に作用しやすく、心の働きを助ける
甘	黄	脾	甘味、黄色は脾経に作用しやすく、脾の働きを助ける
辛	白	肺	辛味、白色は肺経に作用しやすく、肺の働きを助ける
鹹	黒	腎	鹹味、黒色は腎経に作用しやすく、腎の働きを助ける

165

食薬索引

・太数字は食薬の解説が掲載されているページです。
・細数字は食薬を使ったレシピのページです。

あ

あさり	138
鯵	108
アスパラガス	75、93、106
甘栗	30
粟	83、99、120
いか	33、98、142
いんげん豆	31、117
淫羊藿	134、135、**146**
烏骨鶏	46、143
鬱金	37、**146**
うずらの卵	135、143、144
鰻	52、103
粳米	33
海老	32、106、114
エリンギ	133
えんどう豆	80、103、142
黄耆	96、143、**146**
オリーブオイル	36、54、55、62、73、114
オレンジの皮	93

か

槐花	35、**146**
艾葉	44、**147**
牡蠣	62、106、114
莪朮	111、**147**
花椒	61、**147**
カニ肉	36

かぶ	43、64、138
南瓜	31、51、72、85
からし菜	112
カリフラワー	30、51、73、86、103
カレー粉	104、108
カレールー	55
乾姜	34、**147**
旱蓮草	76、**148**
菊	62、122
枳殻	34、35、**148**
吉林人参	31、45、67、72、97、123、133、**148**
キャベツ	52、74、104
きゅうり	57
姜黄	43、63、111、123、137、144、**148**
きんかん	43
金銀花	57、**148**
銀耳	75、135、**149**
金針菜	40、113、**149**
枸杞子	30、37、54、62、75、99、105、119、134、135、144、**149**
葛粉	93
孜然	74
グリーンピース	63
胡桃	32、53、74、144
黒木耳	55
黒砂糖	39、44〜46、84、96、97
黒酢	98
黒豆	56
桂花	84、**149**
鶏血藤	47、**149**
月桂葉	55、79、134
芡実	73、118、134、**150**
紅花	39、43、55、60、63、64、

114、123、136、144、**150**

香菜⋯⋯⋯⋯⋯ 43、74

紅茶葉⋯⋯⋯⋯ 67

香附子⋯⋯⋯⋯ 35、39、92、**150**

黒米⋯⋯⋯⋯⋯ 96

胡椒⋯⋯⋯⋯⋯ 32、37、38、51、54、
60〜62、73〜75、79、
85、86、98、104〜106、
108、114、119、123、
133〜138、142、144

ごま油⋯⋯⋯⋯ 31、43、53、57、60、72、
98、99、103〜105、137

小松菜⋯⋯⋯⋯ 61、135、143

小麦⋯⋯⋯⋯⋯ 89、107

小麦粉⋯⋯⋯⋯ 62、63、105、106、114、
136

米酢⋯⋯⋯⋯⋯ 57、113

昆布⋯⋯⋯⋯⋯ 40、112、138

さ

鮭⋯⋯⋯⋯⋯⋯ 38

里芋⋯⋯⋯⋯⋯ 40、64

砂糖⋯⋯⋯⋯⋯ 47

三七⋯⋯⋯⋯⋯ 52、53、**150**

山椒⋯⋯⋯⋯⋯ 51〜53、79

酸棗仁⋯⋯⋯⋯ 97、**150**

山薬⋯⋯⋯⋯⋯ 79、134、**151**

鹿肉⋯⋯⋯⋯⋯ 61、134

絲瓜絡⋯⋯⋯⋯ 79、**151**

しし唐⋯⋯⋯⋯ 137

しじみ⋯⋯⋯⋯ 122

紫蘇梗⋯⋯⋯⋯ 67、**151**

炙黄耆⋯⋯⋯⋯ 45、**151**

炙甘草⋯⋯⋯⋯ 107、**151**

じゃが芋⋯⋯⋯ 38、133

熟地黄⋯⋯⋯⋯ 46、76、123、143、**152**

小茴香⋯⋯⋯⋯ 43、84、118、134、142、
152

生姜⋯⋯⋯⋯⋯ 30、31、33、35、38〜40、
43、44、46、51、53、60、
61、64、67、72、80、
84〜86、93、98、
103〜105、112、122、
123、133〜135、137、
138、143、144、**152**

生甘草⋯⋯⋯⋯ 90、**147**

紹興酒⋯⋯⋯⋯ 30、32、33、38、46、52、
53、60、61、63、72、74、
79、86、93、104、106、
108、114、118、122、123、
133〜135、137、138、
142〜144

生地黄⋯⋯⋯⋯ 76、**152**

小豆⋯⋯⋯⋯⋯ 56

醤油⋯⋯⋯⋯⋯ 30〜33、38、40、46、52、
53、55、60、61、63、64、
72、74、79、86、93、
99、104、105、112、118、
122、123、133〜135、
137、143、144

女貞子⋯⋯⋯⋯ 62、76、**152**

白ごま⋯⋯⋯⋯ 54

白ごま味噌⋯⋯ 113

白ワインビネガー 36、54

酢⋯⋯⋯⋯⋯⋯ 104

鱸⋯⋯⋯⋯⋯⋯ 73

ズッキーニ⋯⋯ 120

赤小豆⋯⋯⋯⋯ 117

セロリの葉⋯⋯ 105、113

川芎⋯⋯⋯⋯⋯ 46、123、**153**

桑寄生⋯⋯⋯⋯ 72、**153**

続断·············· 72、**153**

蕎麦·············· 113、136

た

大根·············· 113、136

大豆·············· 40

大棗·············· 31、45、68、72、76、79、
86、89、96、97、107、
134、143、**153**

筍·············· 40、112

たこ·············· 75、98

卵·············· 43、83、84、99、105、
106、108

玉葱·············· 38、55、61〜63、74、86、
114、134、142

たんぽぽの葉······ 120

チンゲン菜········ 43、54、55、108、137、
144

陳皮·············· 31、67、79、86、112、**153**

通草·············· 79、80、**154**

唐辛子·············· 32、40、43、53、64、112、
137、138、144

冬瓜·············· 56、119

当帰·············· 44、46、61、84、86、96、
97、123、133、137、143、
154

党参·············· 123、**154**

とうもろこし····· 52、117、119

菟絲子·············· 72、133、**154**

杜仲·············· 46、72、75、104、**154**

トマト·············· 36、54、62、106、122

鶏肉·············· 30、60、63、72、85、118、
123、133、137

豚足·············· 79

とんぶり·········· 119

な

長芋·············· 106

なす·············· 55

なずな·············· 56

肉蓯蓉·············· 134、**155**

肉豆蔲(ナツメグ)··· 144、**155**

肉桂·············· 38、44、46、61、79、84、
86、122、134、**155**

日本酒·············· 112

にら·············· 32、104

にんじん·············· 31、33、46、51、60、61、
72、73、85、86、98、103、
123、133、143

にんにく·············· 32、36、43、73、85、98、
104、144

にんにくの芽····· 108

葱·············· 43、46、53、60、64、85、
98、104、106、122、123、
133〜137、144

は

白菜·············· 122

バジル·············· 36、54

蓮の実·············· 73、96、117、**158**

はちみつ·············· 45、47、97、111

薄荷·············· 34、35、68、75、**155**

八角茴香·············· 61、79、86、122、134、
135、**155**

はと麦·············· 56、120

万能葱·············· 46、80

ピーマン·············· 53、55、74、134

白芍·············· 46、123、**156**

白朮·············· 123、**156**

茯苓·············· 123、**156**

豚スペアリブ	122、135		らっきょう	80、112、**157**、**158**
豚肉	93、105		竜眼肉	33、45、89、97、98、**158**
豚マメ	104		緑萼梅	92、**158**
鮒	80		緑豆	56、83、120
ブロッコリー	38、73、86		緑茶葉（龍井茶）	35、36、92、105
ほうれん草	37、60、98、123		荔枝核	111、**158**
干し海老	144		レモン	68
干しぶどう	30、72、85、89、96		蓮根	57、122
ほたて貝	37、54、62、75、99、119、122、135		蓮子芯	90、**159**
牡丹皮	57、**156**		鹿茸	46、73、134、**159**

ま

玫瑰花	39、47、64、90、107、**156**
松の実	105、**157**
みかんの葉	90、111、**157**
茗荷	113、118
ムール貝	37、135、143
糯米	33、85、117、118、143
木綿豆腐	37
桃の花	92、**157**

や

益母草	47、**157**
山芋	86
百合根	37、83、93、119、144
羊肉	53、74、86、144
ヨモギ	51

ら

ライチ	89
落花生	33、51、60、61、79、96、123

■著者プロフィール

辰巳 洋
(たつみ なみ)

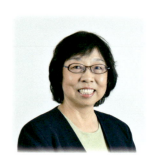

医学博士（順天堂大学）、本草薬膳学院学院長

日本国際薬膳師会会長

順天堂大学医学部・国際教養学部兼任教員

北京中医学院（現北京中医薬大学）卒業。主治医師・医学雑誌編集者を経て1989年に来日し、専門学校にて中医学・薬膳学講師、出版社にて編集協力などを行う。

著書に、『薬膳の基本』、『薬膳茶のすべて』、『こども薬膳』、『薬膳お菓子』共著（以上緑書房）、『実用体質薬膳学』、『実用中医薬膳学』（ともに東洋学術出版社）、『実用中医学』（源草社）、『薬膳は健康を守る』（健友館）、『薬膳茶』共著（文芸社）など。

監修に、『体質改善のための薬膳』、『家庭で楽しむ薬膳レシピ』（ともに緑書房）、『東洋医学のすべてがわかる本』一部執筆（ナツメ社）、主編に、『薬膳素材辞典』、『一語でわかる中医用語辞典』（ともに源草社）など。

その他、専門誌などに中医薬学・薬膳学関連記事を連載。

■料理作成アシスタント

安里清子　飯田和子　平尾安基子　井上聖雪　岡本真由子

辰巳　亮　中澤美加　服部直美　楊 帆

■参考文献

辰巳　洋主編『薬膳素材辞典‒健康に役立つ食薬の知識‒』源草社 (2006)

辰巳　洋『実用中医薬膳学』東洋学術出版社 (2008)

辰巳　洋『実用体質薬膳学』東洋学術出版社 (2016)

羅元愷主編『中医婦科学』上海科学技術出版社 (1986)

凌一揆主編『中薬学』上海科学技術出版社 (1984)

成都中医学院主編『中薬学』上海人民出版社 (1977)

高学敏主編『中薬学』中国中医薬出版社 (2002)

高士宗、于天星『黄帝素問直解』科学技術文献出版社 (1980)

張珍玉『霊枢経語釋』山東科学技術出版社 (1983)

李時珍『本草綱目：校点本』人民衛生出版社 (1975)

唐容川『血証論』上海人民出版社 (1977)

孫思邈『備急千金要方』中医古籍出版社 (1999)

陳自明撰、王咪咪編『婦人大全良方』人民衛生出版社 (2006)

傅山著、張保春主編『傅青主女科白話解』人民軍医出版社 (2010)

女性のための薬膳レシピ

2017年10月20日　第1刷発行

著　者	辰巳　洋（たつみ　なみ）
発行者	森田　猛
発行所	株式会社 緑書房

〒103-0004
東京都中央区東日本橋2丁目8番3号
TEL　03-6833-0560
http://www.pet-honpo.com

編　集	出川藍子、長佐古さゆみ
撮　影	大寺浩次郎、浅岡　恵
カバー&本文デザイン・DTP	山田　泰
印刷・製本	廣済堂

©Nami Tatsumi
ISBN 978-4-89531-315-5　Printed in Japan
落丁、乱丁本は弊社送料負担にてお取り替えいたします。

本書の複写にかかる複製、上映、譲渡、公衆送信（送信可能化を含む）の各権利は株式会社緑書房が管理の委託を受けています。

JCOPY〈（一社）出版者著作権管理機構 委託出版物〉
本書を無断で複写複製（電子化を含む）することは、著作権法上での例外を除き、禁じられています。本書を複写される場合は、そのつど事前に、（一社）出版者著作権管理機構（電話 03-3513-6969、FAX03-3513-6979、e-mail：info@jcopy.or.jp）の許諾を得てください。
また本書を代行業者等の第三者に依頼してスキャンやデジタル化することは、たとえ個人や家庭内の利用であっても一切認められておりません。